W0063502

Rainer Marten

Die Pandemie

Eine philosophische Perspektive

Meiner

Bibliographische Information der Deutschen Nationalbibliothek

Die Deutsche Nationalbibliothek verzeichnet diese Publikation in der Deutschen Nationalbibliographie; detaillierte bibliographische Daten sind im Internet über ‹http://portal.dnb.de› abrufbar.

ISBN 978-3-7873-4005-7
ISBN eBook 978-3-7873-4006-4

INHALT

Die Ungleichheit der Bedrohten 9

»Alle Völker« 11

Gesellschaftliches Leben fundierende Ungleichheiten 12

Die Ungleichheit der Bedrohung 15

Leben wird durch den Tod bedroht 17

Wirtschaftlichen Existenzen droht der Ruin 18

Karrierehoffnungen werden von Hoffnungslosigkeit,
Karrieren von ihrem vorzeitigen Ende bedroht 19

Wird die freie Entfaltung der Persönlichkeit bedroht? 19

Die Gesellschaft wird auf die Probe gestellt 23

Das politische System 25

Empathiefähigkeit und Empathiebereitschaft 26

Werden Lebensformen in Frage gestellt? 29

Ist die Lebensart vor dem Ausbruch der Corona-Krise
in Frage gestellt? 31

Werden geistige Lebensformen in Frage gestellt? 34

*Die Absonderung der geistig-lebendigen Kräfte von den
leibhaft-lebendigen Kräften oder die Diskriminierung
des Leibes* 37

Die Diskriminierung der Lebenswelt 38

Die Diskriminierung der Wahrheit 41

Die Diskriminierung des Mit- und Füreinander 45

Werden geistliche Lebensformen in Frage gestellt? 54

Die Natur ist zurück **65**

Die Erde meldet sich 67

Natur wird vom Zufall regiert 69

Schicksalhafter Zufall 71

Naturbeherrschung als Zufallsbeherrschung **77**

Menschliche Allmacht oder Der Mensch ist an allem schuld 79

Menschliche Allmacht oder Der Mensch kann alles selber
machen 82

Es gibt kein perfektes Mittel 84

Es gibt keinen perfekten Zweck 85

Menschliche Selbstbestimmung **87**

Es gibt keinen Zweck an sich selbst 89

Es gibt keinen letzten Sinn 91

Natur und Technik im Spiegel menschlicher Hybridität 94

Natur kennt kein Erbarmen 97

Die Einmaligkeit des Menschen **101**

Anmerkungen 107

Personenregister 111

S PÄTESTENS IM MÄRZ 2020 ist den Menschen dieser Erde bewusst geworden, dass sie ohne Ausnahme von einer lebensgefährdenden Viruserkrankung bedroht sind, der die Wissenschaft den Namen Covid-19 gegeben hat. Für den altgewordenen Philosophen, der sich vor Jahrzehnten das Leben und Handeln des Menschen zu seinem zentralen Thema gemacht hat, ist das der Anstoß, im Lichte dieses Ereignisses noch einmal neu der Frage nachzugehen, die der Mensch sich selbst ist und die er sich selbst bleibt. Ziel ist es, einen umsichtigen Beitrag zur Aufklärung des Menschen über sich selbst in diesen außerordentlichen Zeiten zu leisten. Das Folgende ist im Juni 2020 geschrieben.

DIE UNGLEICHHEIT
DER BEDROHTEN

»Alle Völker«

Dem wörtlichen Sinne nach bedroht eine Pandemie das ganze Volk, alles Volk, alle Völker. Das aber heißt, dass das Virus Sars-CoV-2, das die Erkrankung Covid-19 verursacht, »vulgär« (vulgus: das gemeine Volk) ist: Es treibt sich überall herum, macht bei den Menschen keinen Unterschied, sondern verhält sich vulgivagus, die lateinische Übersetzung von griechisch pandemisch. Platon unterscheidet die pandemische Aphrodite von der uranischen, der himmlischen. Die pandemische ist die gemeine, die sinnliche Liebe, die uranische hingegen die geistige, zu der allein der geistige Mensch, der nicht alltägliche, fähig ist. In der pandemischen Bedrohung sind alle Menschen gleich, sofern sie Menschsein auf seinen allgemeinsten Nenner bringt: auf das Lebewesen sein. Wenn die Pandemie die Menschen, die jetzt die Erde bewohnen, vereint, dann einzig insofern, als jedes Exemplar ein lebendiger Organismus ist. Die den Menschen gleiche Bedrohung, an Covid-19 zu erkranken, trifft nicht das Selbstbewusstsein des Menschen, Mensch zu sein. Zu sehr dominieren die das gesellschaftliche Leben fundierenden Ungleichheiten, als dass die physiologische Gleichheit ein menschliches Einheitsgefühl erzeugen könnte. Alle Länder, alle Staaten, alle Ethnien, alle Kulturen, alle Zivilisationen, die Menschen jeder Hautfarbe – das alles unter dem Aspekt organismischer Lebendigkeit vereinigt zu sehen, nein, dazu hat diese neuartige, in ihrer Gewalt noch immer unabsehbare gegenwärtige Bedrohung keine Macht. Wer dagegen hält, dass aber doch im Tode alle gleich sind, weil er das Ende des – allen gemeinen – organischen Lebens bedeutet, hat vermutlich noch kein keltisches Fürstengrab gesehen.

Gesellschaftliches Leben fundierende Ungleichheiten

Ist schon gemeinschaftliches menschliches Leben durch Ungleichheiten der miteinander Lebenden geprägt, dann sind für das gesellschaftliche Leben Ungleichheiten die fundamentalen Impulse für das Miteinander und auch Gegeneinander. Bereits die Vielfalt der Kulturen führt dazu, dass sich der Umgang mit den fundierenden Ungleichheiten unterscheidet. Es genügt, auf die Kulturdifferenz aneinander angrenzender Länder wie Frankreich und Italien zu verweisen. Im staatlichen Coronamanagement geben die Franzosen den Jungen mehr Freiheiten als den Alten, die Italiener den Alten mehr als den Jungen. Doch Ungleichheiten differieren weit mehr noch als durch die Vielfalt der Kulturen dadurch, dass sie sich untereinander potenzieren. Das lässt sich an wenigen gesellschaftlich relevanten Ungleichheiten hinreichend demonstrieren: Junge und Alte, Gesunde und Kranke, Vitale und Schwache, Reiche und Arme, Privilegierte und Benachteiligte. Wie ungleich allein schon durch dies Wenige das Alter aussieht: der gesunde und der kranke Alte, der vitale und der schwache Alte. Wer wegen Immunschwäche, angeboren oder erworben, dem Coronavirus aus eigener Natur nichts entgegenzusetzen hätte, weiß sich als Reicher, der über ein Zweithaus in einsamer Natur verfügt, ungleich besser vor der Bedrohung durch die gegenwärtige Pandemie zu schützen als der in ärmlichen Verhältnissen Lebende. Altsein in Gated Communities und in Mietskasernen – was sollte ungleicher sein? Ein armes Paar mag glücklich sein in seiner Zweizimmerwohnung, glücklich und geborgen, ein reiches unglücklich von weiter Natur oder Sicherheitskräften geschützt – das wäre nur wieder eine neue, das persönliche Leben prägende Ungleichheit, mit sich und dem Anderen im Reinen oder mit sich und dem Anderen im Unreinen zu sein. Dabei kann es sein, dass die »gleiche« Bedrohung, an Covid-19 zu erkranken, die Armen weniger ängstigt als die Reichen.

Nicht alle von der Erkrankung an Covid-19 Bedrohten wissen sich bedroht, fühlen sich bedroht. Es gibt sogar über diese Bedrohung Belehrte, die sie praktisch nicht wahrhaben wollen, so dass sie, obwohl bedroht und eigentlich darum wissend, unbedroht leben, dies mitunter bis zur eigenen Erkrankung und Erfahrung der Todesnähe. Geheilt sind sie die eifrigsten bei dem Versuch, ein Wir-Gefühl der durch Covid-19 Bedrohten zu erzeugen. Doch selbst diese gut begründeten und mit Elan betriebenen Versuche scheitern und werden das weiterhin tun. Die Ungleichheit der Bedrohten ist zu groß, ihr Eigeninteresse zu stark. Gute Chancen hat das Wir-Gefühl dagegen im Kleinen: bei den Pflegern auf einem Flur, in einem Ärzteteam, in einer Familie, bei einem Paar. Da hat es auch nichts emotional Überschwängliches, sondern ist unmittelbar von positiver lebenspraktischer Bedeutung. Nein, da ist nichts davon zu spüren, dass die Menschheit durch die Corona-Krise näher zusammenrückte. Nicht der Planet Erde als die Wohnstatt aller steht auf dem Spiel. Dafür sorgt der Klimawechsel. Nicht die Existenz des Menschen steht auf dem Spiel. Damit drohen Atomwaffen. Das persönliche Leben sehr vieler steht auf dem Spiel, und dies in komplexer Hinsicht.

DIE UNGLEICHHEIT
DER BEDROHUNG

Leben wird durch den Tod bedroht

In Kriegen zwischen Ethnien und Staaten werden der Befehl zum Töten und die Ausführung des Befehls belohnt. Jeder lebende Gegner ist ein Lebender zu viel. Werden eine Stadt, ein Land von einer Krankheit unbekannter Natur epidemisch überfallen, dann sind sich die Überfallenen darin einig, mit allen Kräften die Krankheit bekämpfen zu müssen. Hat im Kriege das Leben des Gegners keinen Wert, dann hat bei einer gemeinsamen Bedrohung selbstverständlich das Leben eines jeden den gleichen Wert. Als die unbekannte Pest Athen überfiel, waren Ärzte, wie Thukydides berichtet, bis zur Selbstaufopferung bereit, Menschenleben zu retten. Das ist nicht selbstverständlich. Mit einem Klumpfuß Geborene wurden im antiken Griechenland in der Wildnis ausgesetzt. Man überließ es einem Gottesurteil, ob sie überleben oder nicht. Der Freiburger Mediziner Alfred Hoche schlug in den 20er Jahren des 20. Jahrhunderts vor, »unwertes Leben« von Behinderten aus dem gesunden Volkskörper »auszustoßen«. Für gewisse Ethikräte und Politiker ist die Frage wieder aktuell geworden, ob es nicht sinnvoll, ja geboten ist, im Sinne des darwinistischen *survival of the fittest* dem jungen Leben gegenüber dem alten einen Mehrwert zuzuerkennen. Covid-19 in gesellschaftlicher Perspektive als Sterbehilfe der anderen Art? Das »Problem« mit den Alten, nämlich mit ihrem unnützen, nur Kosten verursachenden Leben, hat vielerlei »Lösungen« gefunden. Eine davon war das »Austragshäusel« im ländlichen Bayern. Es war für die beiden Alten und den schließlich nurmehr einen Alten bestimmt. Enkel trugen das Nötige zum Lebenserhalt hinüber. Es war nicht die Regel, aber auch nicht unüblich, dass die Versorgung knapp bemessen wurde, um das Leben nicht unnötig zu verlängern. Dabei hat das Alter seine ganz eigene Bedeutung für das Leben, wenn es schon alt werden darf. Ist einer nicht von außerordentlicher Vitalität, so dass er noch mit Mitte 90 am Dirigentenpult steht, so ist die Zeit des entinstrumen-

talisierten Lebens das Geschenk, sie als »Schule der Endlichkeit«[1]
zu nutzen.

Wirtschaftlichen Existenzen droht der Ruin

Die Lebenswerke kleiner und großer Unternehmer sind vom Ruin
bedroht. Was im viralen Frieden allenfalls durch bewusste »Vernichtung« eines konkurrierenden Unternehmens erreicht wird,
bewusst im Sinne der darwinistischen Wirtschaftstheorie von
Joseph Schumpeter, die in der Optimalform des kapitalistischen
Wirtschaftens sich das »Niederkonkurrieren« und die »soziale Deklassierung« zum Ziel setzt, und dies nicht aus Eigennutzen, sondern in der »Freude am Werk, an der Neuschöpfung als solcher«,
des »Erfolghabenwollens des Erfolgs als solchen wegen«, nicht wegen des gesellschaftlichen Nutzens, sondern aus Spaß an der Innovation um der Innovation willen:

> Auch auf die ultima ratio der völligen Vernichtung der mit hoff-
> nungslos Unangepaßtem verbundenen Existenz kann diese Wirt-
> schaftsform nicht gut verzichten.[2]

Unternimmt Politik im viralen »Krieg« (Emmanuel Macron) das
in ihren Augen Nötige, die Ausbreitung des Virus zu verlangsa-
men, um das Funktionieren des Gesundheitssystems nicht durch
Überlastung zu gefährden, dann findet das nicht allgemeine Zu-
stimmung. Ist sich die Gesellschaft auch in der medizinischen
Bekämpfung von Covid-19 im Wesentlichen einig, so sorgen politische Maßnahmen zur Eindämmung der Corona-Seuche für
gesellschaftliche Konflikte. Wer sollte, den nahen wirtschaftlichen Ruin vor Augen, diesen nicht für bedrohlicher ansehen als
die ferne Möglichkeit einer Infektion und die noch fernere einer
schweren, ja tödlichen Erkrankung? Virologen warnen davor, den
lock down zu lockern, Ökonomen und Unternehmer, den *shut
down* in seinem derzeitigen Umfang beizubehalten. Kurzzeitige
Ziele streiten mit langfristigen, Sorgen um das Leben mit Sorgen
um die Wirtschaft. Lobbyisten und öffentliche Proteste, nicht zuletzt ideologisch gesteuerte, setzen die Politik unter Druck, auch

die menschliche Natur in ihrem Freiheits- und Geselligkeitsdrang, Erlebnis- und Zerstreuungsbedürfnis. Doch was ist ein vermisstes Fußballerlebnis gegen die Insolvenz des eigenen Betriebs?

Wer sich mit seinem wirtschaftlichen Erfolg identifiziert, gerät nicht selten bei dessen Vernichtung in unmittelbare Lebensgefahr. Der berühmte zahlungsunfähige Fabrikbesitzer, der sich nach dem Nein der Banken in seinem Hotelzimmer erschießt. Nicht nur Schmerzen machen das Leben unerträglich, sondern auch soziale Deklassierung. Im Abwägen des Ausmaßes der staatlichen Infektionsprävention geht es um das Leben der von Covid-19 und der vom gesellschaftlichen Ruin Bedrohten.

Karrierehoffnungen werden von Hoffnungslosigkeit, Karrieren von ihrem vorzeitigen Ende bedroht

Wer sein öffentliches Leben mit hohem Einsatz spielt und seinen Beruf, den in Aussicht genommenen und den bereits ausgeübten, als Berufung versteht, der wird durch das jähe Nein zu einem Anfang und zu einer Fortsetzung auf unbestimmte Zeit in seinem Lebensvertrauen hart geprüft. Lebensvertrauen ist für das zu lebende Leben ein hohes Gut, ein unverzichtbares. Lebensvertrauen gehört einem Lebenden, so er es hat, weit intimer zu, als es »positives Denken«, Optimismus und Hoffnungen vermögen. Die Gefahr besteht, dass es sich im Danach, bei Aufhebung des Berufsverbots, als ein auf Dauer geschädigtes herausstellt. Vermutlich wird das jedoch, wenn überhaupt, nur selten der Fall sein. Die Lebenskräfte eines Menschen sind zu stark und zu reich differenziert, zumal die eines erfüllten Lebens, um nicht wieder mit Zuversicht, ja mit Lust das tägliche Wagnis des Lebens einzugehen.

Wird die freie Entfaltung der Persönlichkeit bedroht?

Das erstgenannte Grundrecht im Grundgesetz für die Bundesrepublik Deutschland ist das Recht auf freie Enthaltung der Persönlichkeit, das zweitgenannte das Recht auf Leben. Damit sind zwei Pflichten des Staates genannt, den beiden Grundrechten praktische Geltung zu verschaffen. Das Recht auf freie Entfaltung hat dabei seine selbstverständliche Einschränkung: Es darf nicht die Rechte Anderer verletzen. Der Staat garantiert einen auf das Miteinander abgestimmten Freiheitsgebrauch des Einzelnen, keine Willkür. In Zeiten der Pandemie ist der Staat ganz besonders in die Pflicht genommen, dem Recht auf Leben Geltung zu verschaffen, was jetzt mit der Sorge verknüpft ist, Leben zu bewahren und vor einer Infektion zu schützen, die zum Tode führen kann. Dadurch wird das Recht auf freie Entfaltung der Persönlichkeit nicht bedroht, sondern auf Zeit eingeschränkt, als Grundrecht aber nicht aufgehoben. Im Gegenteil, es wird vor seinem Missbrauch bewahrt. Das Recht der von einer Corona-Infektion Bedrohten auf größtmöglichen Schutz des Lebens bedroht kein Recht auf uneingeschränkte freie Entfaltung der Persönlichkeit, weil dies in Corona-Zeiten kein Recht ist, weil unmöglich das überlegene Recht.

Politische Extremisten mit Neigung zu Verschwörungstheorien verdrehen das pflichtgemäße Handeln des demokratischen, auf die Grundrechte achtenden Staates in ein diktatorisches Handeln. Sie gehen darin so weit, dass sie die Ansteckungsgefahr durch das Coronavirus bezweifeln und für einen Vorwand politischer Gruppierungen ansehen, die das Ziel verfolgen, den Menschen so weit wie nur möglich die Freiheiten zu nehmen, um totalitär über sie verfügen zu können. Als Beispiel diene eine rechtskonservative Fronde von Kardinälen, die gegen den amtierenden Papst agiert. Im Verein mit Gleichgesinnten erlässt sie im Mai 2020 einen Aufruf an alle Katholiken und Menschen guten Willens, um sie vor »Kräften« zu warnen, die in der Bevölkerung Panik erzeugen wollten mit dem Ziel, »dauerhaft Formen inakzeptabler Freiheitsbegrenzung und der damit verbundenen Kontrolle über Personen und der Verfolgung all ihrer Bewegungen« zu schaffen. Denken sich Linke immer wieder einmal eine Weltregierung zurecht, die ein Ausbund humaner Vernünftigkeit ist, dann kontern diese Verschwörungstheoretiker das utopische Bild politischer Weltharmonie mit dem Schrecken einer »Weltregierung, die sich jeder Kontrolle entzieht«.[3] Die thematische Frage muss also umgekehrt

gestellt werden: Bedrohen ideologische Extremisten die Schutzmaßnahmen der Regierung, die dem Ziel dienen, zum Wohle aller
die Pandemie einzudämmen?

DIE GESELLSCHAFT WIRD
AUF DIE PROBE GESTELLT

Das politische System

Der Ausbruch der Corona-Seuche im Jahr 2020 hat vielfach zu der Erfahrung geführt, dass zur Begegnung der überraschenden und unbekannten Bedrohung aller nicht beratende Vernunft, sondern das Lebensgefühl politisch das Heft in die Hand genommen und die Führung übernommen hat. Es war das Lebensgefühl Einzelner, wie in Großbritannien, den USA und in Brasilien oder das Lebensgefühl einer Nation, wie in Schweden. In Deutschland hat sich die mit Wissenschaft vertraute politische Führung an die Wissenschaft gewandt, an die führenden Virologen und Epidemiologen. Die Aufklärung mit ihrer Übertreibung des Vernunftvermögens, die in Kants These von der moralisch gesetzgebenden Vernunft gipfelt, hat sie in Verruf gebracht, für die Praxis tauglich zu sein. Die reine Vernunft, die es im Haushalt menschlicher Lebenskräfte unmöglich gibt, ist erdacht für Bewohner eines Reiches reiner Geister, nicht aber für lebendige Gesellschaften. Das wusste Aristoteles noch besser, dass für praktische Belange die Vernunft tauglich ist, die berät, nicht befiehlt, die Vernunft, die mit Klugheit und Besonnenheit gepaart ist. Wer sie einbringt, wird auch von Empfindungen geleitet sein, die für Kant der Vernunft nicht nur fremd, sondern ihr Gegensatz sind. Hat jemand bei einer Handlung etwas empfunden, dann kann es sich laut Kant unmöglich um eine vernünftige Handlung gehandelt haben, weil sie nicht *rein* vernünftig war. Das ist kein philosophischer Exkurs, sondern gehört unmittelbar zur Sache: Der Politiker, der sich in seinem Handeln durch Vernunft beraten lässt, ist kein kalter, für menschliches Ergehen unempfindlicher Mensch. Er ist nur einer, der sich von Emotionen nicht überwältigen lässt, seien es philanthropisch oder national gestimmte. Nur empfindsame Menschen sind zu einem politischen Handeln fähig, das vernunftberaten das für Menschen Zuträgliche im Sinn hat.

In Corona-Zeiten verbindet sich mit dem politischen System unmittelbar das vom Staat geleitete Gesundheitssystem. Mit ihm wird die Für- und Vorsorglichkeit des Staates, zu der er verpflichtet ist, auf die Probe gestellt. Nun gibt es keine präventiven Maßnahmen für das Unvorhersehbare. Doch das gilt allein für das völlig Unvorhersehbare, und das war bei der Corona-Seuche nicht der Fall. Verwandte Viren von hoher Bedrohungspotenz waren bereits am Werk gewesen. Die rasche Eindämmung und Beendigung der Epidemien ließ das politische und ökonomische Interesse an einer weiterführenden Erforschung dieser Viren ebenso rasch erlahmen, ja eben beendigen. Hier hat das politische System die Probe nicht bestanden, im pharmazeutischen und auch im klinischen Bereich die nötige Vorsorge zu treffen. Nicht selten waren Haushaltseinsparungen der Grund dafür, die zugunsten einer Finanzierung von für die Gewinnung der Wählergunst Effektiverem vorgenommen wurden. Das Nichtbestehen ist freilich in den verschiedenen Ländern höchst unterschiedlich ausgefallen.

Empathiefähigkeit und Empathiebereitschaft

Mitleid (die wörtliche Bedeutung von Sympathie) ist ein einseitiges Geschäft. Es lässt die Bemitleideten vielfach kalt, ja nicht selten hassen sie das Mitleid, empfinden es als eine Herabwürdigung.[4] Mitmenschlichkeit braucht Wärme, erzeugt Wärme, Wärme, die sich einander mitteilt. Empathie ist hier das Wort für das Empfinden, das wir füreinander haben, für eine Wechselseitigkeit, die konstitutiv für das je eigene Selbstgefühl ist. Aristoteles versteht Empathie im wörtlichen Sinne von in Passion, in Leidenschaft sein: der Furchtsame, der sich fürchtet, der Liebhaber, der liebt.[5] Längst ist es das Wort für Einfühlung in den je Anderen und das sich von ihm her selbst neu Verstehen. Philosophen sprechen von der doppelten Alterität: Der Andere ist ein Anderer und er ist anders. Anderheit und Andersheit gehören zusammen, wenn es um Identitätsbildung geht, die sich auf praktizierte Alterität stützt. Empathie ist so nicht eine gelegentliche Möglichkeit, für Andere aufgeschlossen und nett zu ihnen zu sein. Empathie – das ist das

Kennzeichen des empfindenden Menschen, der für das menschliche Ensemble geeignet und nötig ist. Empfindung meint dabei freilich das, was Proust eine echte (authentische) Empfindung nennt, die den Künstler braucht, um den rechten Ausdruck für sie zu finden, in diesem Falle den Lebenskünstler, der sich auf das Teilen des Lebens versteht. Die gängige moderne Deutung von Empathie als »Einfühlung« geht von einem solipsistisch gesteuerten Vorgang aus: mit einfühlendem Verstehen in einen fremden Anderen einzudringen, um gegebenenfalls auf einen als Mörder gedingten Kriminellen zu stoßen, für dessen Fühlen und Vollen kein einverständiges Verständnis aufzubringen ist. Empathie jedoch kennt und braucht allein einverständiges Verstehen im Sinne eines miteinander Warmwerdens.

Werden in der Corona-Krise Empathiefähigkeit und Empathiebereitschaft auf die Probe gestellt, dann ist es Lebenskunst als die Kunst, Leben zu teilen, die ihre Existenz und ihr Können unter Beweis zu stellen hat. Lebenskunst ist die für das gelebte und zu lebende Leben erste und nächste aller Künste. Mütter mit ihrer Fürsorge für das Neugeborene stellen Lebenskunst und Empathie unter Beweis, wenn sie durch sie das Kind, das noch ohne entwickeltes Selbst ist, mit Selbstsein belehnen, um so eine echte Zweiheit in ihrer Wechselseitigkeit zu bilden. Sie fühlen im Kind ihr zweites Ich, sich selbst, wie Aristoteles sagt, als ihr anderes Ich (heteros ego).[6] Lebenskunst gehört zur Natur des Menschen. Er entwickelt sie durch Erfahrung. Misslingt Lebensteilung, zerbrechen Intim- und Vertrauensverhältnisse, enden Kommunikations–, Arbeits- und Gütergemeinschaften, sind Freundschaft und Beistand aufgekündigt, dann gehört auch das zum menschlichen Leben, ja eben zu seiner lebenspraktischen Wahrheit. Das aber zerstört nicht notwendig die Kunst, Leben gelingend zu teilen, und mit ihr die Bejahung, als Mensch zu leben mit dem Willen, menschlich zu leben. Im Gegenteil, gerade die Corona-Krise entdeckt, wie stark in den Menschen diese Kunst, wenn nicht lebendig, so doch latent vorhanden ist. Ohne damit zu den inflationären Heldennominierungen beizutragen, muss man sagen, dass Empathiefähigkeit und Empathiebereitschaft ihre Probe bestanden haben. Das ist die eigene Erfahrung und gilt, wie zu hören und zu lesen war, für weite Nachbarschaften. Doch die Corona-Krise ist kein Deus ex machina, bewirkt keine allgemeine Wende zur Güte, zum Guten. Der Mensch wäre nicht Mensch, wenn er nicht auch Zeugnisse für krasse Gegenbeispiele erbrächte: neu auflebende Diskriminierung, Marginalisierung, Verachtung. Die Erkrankung an Covid-19 und die Sorge, sie nach Möglichkeit zu verhindern, und, ist sie gegeben, so gut wie möglich zu therapieren, verändert den Menschen nicht, verbessert ihn nicht. Die uralten Rufe zur Umkehr, offensichtlich zur Rückkehr ins Paradies oder in ein reines Geisterreich, werden – zum Glück – weithin im Leeren verhallen und das vielbemühte, in Paris bei einer Kunstbegegnung geprägte Wort »Du musst dein Leben ändern« dürfte kaum eine Chance haben, bei der Corona-Krise in ihrem heute so reich diskutierten Danach lebenspraktisch von Bedeutung zu sein. Die Bestimmung jedes Menschen aber, mit Menschen dazusein und für Menschen dazusein, in deren Erfüllung sich Mitmenschlichkeit als menschliches Gelingen feiert, hat durch die so reich bezeugte Empathiefähigkeit und Empathiebereitschaft der Menschen in der Coronakrise die den Menschen von früh an begleitenden Urteile über seine grundständige Schlechtigkeit einmal mehr widerlegt. Harte, einem Volksgott aus welcher Motivation auch immer angedichtete Urteile über den Menschen, die die geistig-geistliche Kultur Europas mitgeprägt haben, sind einmal mehr Makulatur geworden:

> Jede Verwirklichung der Planungen des menschlichen Herzens war durch und durch böse Tag für Tag.[7]

> dass des Menschen Sinnen gerichtet ist, mit allem Eifer Böses zu tun von Jugend an.[8]

WERDEN LEBENSFORMEN
IN FRAGE GESTELLT?

WER DEN STIMMEN DER ZEIT FOLGT, die das Wünschen und Wollen, Müssen und Können zur Sprache bringen, hört nur eines: Weitermachen! Die Fußballer wollen endlich wieder Fußball spielen, die Kabarettisten wünschen sich, wieder auf der Bühne zu stehen, die Gläubigen müssen wieder in die Kirche gehen, die Studenten auf die Universitäten, ja die Autobauer müssen endlich wieder Autos bauen, die Touristen endlich wieder auf Reisen gehen. All das, was gewünscht und gewollt ist, ja auch alles, was endlich wieder sein muss, könnte auch wirklich statthaben, wären nur erst die Beschränkunken aufgelockert, wenn nicht schon aufgehoben. Wer könnte und sollte sich schon in der Wahl und Wirklichkeit seiner Lebensform in Frage gestellt sehen – durch wen, durch was, wie und wozu?

Ist die Lebensart vor dem Ausbruch der Corona-Krise in Frage gestellt?

Die Antwort darauf kann derzeit nur eine vorläufige, aber doch auch vorwegnehmende sein, abhängig davon, ob die Krise in Kürze hinter uns liegt oder ob sie weit länger als erwartet fortbesteht. Die Frage zielt auf die Lebensart von demokratisch regierten Wohlstandsgesellschaften, in denen Verführung und Verführbarkeit zur ungehemmten Luxurierung des Lebens immer neu den Sieg über vernünftige Bedenken dagegen den Sieg davontragen. Aberwitzige Innovationen zur Steigerung der Annehmlichkeiten des alltäglichen Lebens (smart home), aberwitzige Anstrengungen zur Erhaltung der Gesundheit und zur Verlängerung des Lebens, aberwitzige Zielsetzungen wie die des jeweils zweitgrößten Autobauers der Welt, erstmalig oder wieder der größte zu werden, werden verkündet, als ob sie Menschheitszielsetzungen gleichkämen, beherrschen die Gemüter im Einzelnen und im Gesamten. Die Vorhaben und Ausübungen sind durchweg selbstbezogen, ob im wirtschaftlichen oder im privaten Konsum. Man hat viel Stress und wenig Zeit, hat aber doch seinen Gewinn und seinen Genuss. Vor allem aber will man seinen Spaß haben, eine ganz eigene Form von Lebensfreude: quietschendes Vergnügen. Das ist in seiner Kürze keine Kapitalismuskritik und Wohlstandkritik, sondern nur ein Stück Bestandsaufnahme der gelebten Lebenswirklichkeit, um konkreter die Frage zu stellen, ob der Mensch durch die Art, wie er lebt, das meint in diesem Corona-Monat: wie er im Davor lebte, sich selbst in Frage stellt. Folgen wir der Jugend, die jüngst mit Umsicht und Einsicht die Gefahren des Klimawandels tatkräftig ernst zu nehmen begann, dann stellt der Mensch durch seine Lebensart in der Tat sich selbst in Frage und will es auch alsbald wieder tun. Oder könnte es doch wie durch ein Wunder sein, dass die Corona-Krise die Selbstbezogenheit der Lebensentwürfe und Lebenspraxis aufbricht, um die Teilung der Spaß- und Erlebniswelt, der Annehmlichkeiten und Genüsse um eine Welt auszuweiten zur Teilung der menschlichen Verantwortung für das Leben auf der Erde als seiner Wohnstätte?

Warum sollte ausgerechnet eine weltweite Bedrohung von Leben und wirtschaftlicher Existenz durch ein und dieselbe Krankheit Menschen dazu bringen, über die Selbstbezogenheit ihrer Interessen, wie sie in einem Land der Erde in seiner Verfassung verankert ist, im »Pursuit of happiness«, hinauszugehen, um in Zeiten und Räumen zu denken, die die eigenen Lebensperspektiven unendlich überbieten? Die Autoindustrie hat im Mai 2020 ihre Forderungen nach Abwrackprämien für intakte Autos, damit neue »Benziner« und E-Autos gekauft werden, verstärkt. Eine abenteuerliche Verrücktheit: Autos auf Autofriedhöfen, die noch von A nach B und von X nach Y fahren können, auf Autofriedhöfen zu beerdigen, damit neue Autos gekauft werden. Das treibt wirklich die Innovation um der Innovation willen und den Konsum um des Konsums willen auf die Spitze. Doch hat die Autoindustrie nicht recht, handelt sie nicht im Interesse aller, aller nämlich, die als Verführte längst mit den Verführern paktieren? Die Lebensart ändern durch eine bewusste Verarmung des Lebens, durch bewusste Zerstörung eines funktionierenden fruchtbaren Verbunds von Politik und Wirtschaft – das überfordert ganz offensichtlich alle Seiten, die an der vor Corona gelebten Lebensart mit ihren Eigeninteressen Anteil nahmen. Systemrelevante Gruppierungen wie am Fußball Verdienende und am Fußball Spaß Habende, am Auto Verdienende und am Autofahren Spaß Habende, die das reine Weiter-wie-vorher mit Macht verlangen, im Verein mit den großflächig agierenden Verschwörungstheoretikern, die eine Existenz der Corona-Krise in Abrede stellen, sind ein starkes Indiz dafür, dass der Mensch seine Lebensart vor Corona nicht in Frage gestellt sieht.

Das eine ist die Lebensart vor Corona, zu der alle diejenigen so schnell wie möglich zurückkehren wollen, die sich davon versprechen, wieder ihr normales Leben zu führen und ihren gewohnten Spaß zu haben. Ein anderes aber ist es, in der Zeit der Corona-Krise zu leben und ihre Bedrohungen zu bestehen. Die aber sind so stark, dass die Bedrohten keine Zeit darauf verschwenden, über eine mögliche und nötige Veränderung der Lebensart nachzudenken, die durch Corona angestoßen wäre, sondern die sich mit der Gefahr konfrontiert sehen, ihre Existenz zu verlieren. Allem voran steht die Kultur existenziell auf dem Spiel. Die Orte ihres Wirkens sind die der großen Menschenversammlungen, die Menschen einander nah, ja in nächste Nähe bringen. Hier wirken sich die als Schutzmaßnahmen für Bedrohte gemeinten Freiheitsbeschränkungen in einem übertragenen Sinne tödlich aus. Durch den Lockdown ist nicht die Freiheit als Grundrecht in Gefahr, sondern die Freiheit, die Kultur am Leben erhält. Ist man sich einig, dass nicht zwischen dem Leben der Jungen und Alten ein wertender und für die Bewältigung der Corona-Krise relevanter Unterschied gemacht werden darf, so gilt das nicht weniger für das Leben der durch den Tod Bedrohten und das Leben der durch Vernichtung ihrer Existenz Bedrohten. Ist für Regierende das Auto systemrelevant, nicht aber die Kultur, weil diese keine Lobby, zumindest keine wirksame, hat, dann ist dagegen einzuschreiten. Das gilt auch für alle anderen wie Cafébesitzer, die ohne entschiedene Lockerung des Lockdowns nicht etwa auf Zeit um ihre flotte Lebenszeit gebracht werden, sondern im genauen Sinne des Wortes vor dem Nichts stehen. Wird bereits jetzt damit gerechnet, dass die Corona-Pandemie im Jahre 2020 nicht ihr Ende findet, um für das Danach

Platz zu machen, ja wächst die Skepsis, dass das Überstehen von Covid-19 auch gegen es immun macht, dann hält das gegenwärtig zu lebende Leben die Frage menschlichen Lebens gänzlich in ihrem Bann. Die von allen gewünschte Veränderung des Lebens ist der Wechsel von seiner Anormalität zu seiner Normalität. Damit aber geraten geistige und geistliche Traditionen ins Visier, die vom wahren und eigentlichen Leben wussten, das als das ganz andere erzählt wurde, anders als das normale, wie es der Mensch lebt, der als Mensch unter Menschen die Tage seines Lebens über den Tag und durch die Nacht kommt.

Werden geistige Lebensformen in Frage gestellt?

Die geistige Lebensform, wie sie Philosophen als die wahre und eigentliche vorsehen, hat es in der Lebenswirklichkeit, selbst in der philosophischen, nie gegeben und wird es auch nie geben. Das war schon vor dem Corona-Ausbruch klar, könnte aber durch die herrschende Krise neu bewertet werden. Die in der Tradition formulierten Aufrufe, ein geistiges Leben, eine geistige Existenz zu führen, sind bis heute nicht verhallt und finden auch heute noch in nicht geringer Zahl potente Befürworter. Es ist geraten, sich ein Bild von diesem geistigen Leben zu machen, zu dem Philosophen zu führen versprechen, um ernsthaft die Frage stellen zu können, ob diese philosophischen Entwürfe menschlicher Wahrheit und Eigentlichkeit, dem Geist des Menschen, wie er jetzt die Möglichkeiten menschlichen Gelingens zu erkennen und wahrzunehmen sucht, nicht nur im Wege stehen, sondern betörend auf ihn wirken und ihm den Verstand, den gesunden Menschenverstand, zu nehmen drohen.

Im 6. Jahrhundert v. Chr. beginnen in Europa und in China Philosophen damit, das, was in ihren Augen für den Menschen und sein Leben von maßgeblicher Bedeutung ist, philosophisch aufzuwerten. Dadurch verändern sie auf radikale Weise das Verständnis vom Menschen, von seinem Leben und seiner Lebenswelt. Sie scheiden in ihrem Werten all dies Bedeutsame in Wahres und Unwahres, Hochzuachtendes und Zuverachtendes, Wirkliches und

Unwirkliches. Diese Philosophen lügen nicht. Nein, wie sie sich selbst verstehen, verwenden sie alle Kraft, was bei ihnen heißt: alle geistige Kraft, für die wahre Wahrheit, für die allein wahre, hochzuachtende und wirkliche. Sie merken nicht und wissen nicht, dass sie sich selbst belügen. Sie stecken, wie es der erhellend aufklärende Philosoph sagen muss, in einer Realitätsfalle. Sie *denken*, dass das, was sie erdenken, wirklich ist, und dann natürlich, weil nicht auf gewöhnliche Weise wirklich, einzig wahrhaft wirklich ist. Philosophie, die in ihren großen Traditionen Metaphysik ist, geht gezielt über die Natur hinaus ins Übernatürliche. Indem sie und wie sie das Übernatürliche gegenüber dem Natürlichen zur eigentlichen Wirklichkeit erklärt, baut sie sich selbst die Realitätsfalle, in der sie steckt, und dies, als wäre es ihr einzig möglicher und eben wirklicher Lebensbereich. Das Denken wird zum eigentlichen Leben, der Gedanke zum eigentlich Wirklichen.

Vergeistigen, wie Marcel Proust es in seiner *Recherche* an einer Bühnenaufführung von Racines *Phädra* als künstlerisches Schaffen vorführt, erzeugt kein bloßes Gedankending, das Kant eine Chimäre nennt. Da geht es um die Vergeistigung einer Empfindung, die reale Empfindung bleibt, aber durch ihre Vergeistigung die Gegenwart zu der eines Ereignisses der Kunst macht.[9] Vergeistigt dagegen metaphysische Philosophie den Menschen zum wahren Menschen, dann hat dieser nichts Menschliches mehr. Man kann ihm nicht länger als einem Menschen begegnen, ihn wahrnehmen und empfinden. Rein erdacht, wie er ist, ist der Zugang zu ihm allein über die Sprache möglich, von der das Erdenken Gebrauch gemacht hat. Die totale Überhöhung der Wirklichkeit erfordert dabei verständlicherweise die totale Überhöhung des Sprachverstehens. Die dabei gegebenen Verstehensanweisungen sagen immer dasselbe: Verstehe das ja nicht auf gewöhnliche Weise, sondern ganz anders. In erster Linie gebraucht sie für diese Anweisungen Emphatika. Neben den genannten »wahrhaft/wahr« und »eigentlich« sind es vor allem »selbst«, »rein«, »echt«. Hinzukommen Komparative und Superlative, im Schriftbild Kursivdruck. Um von der zu berichtenden Unterscheidung von gewöhnlichem und ungewöhnlichem Sprachgebrauch ein klares Zeichen zu geben, ist sie am besten durch Groß- und Kleinschreibung kenntlich zu machen: Mensch und MENSCH, Leben und LEBEN, wahr und WAHR, Lust und LUST, Wissen und WISSEN. Der wahrhafte und eigentliche MENSCH bewegt sich kraft wahrhafter und eigentlicher DENKTÄTIGKEIT allein im rein GEISTIGEN und damit im Reich des Großzuschreibenden. Könnte nun auch die Covid-19-Pandemie etwas Großzuschreibendes sein, ein übernatürliches Ereignis, das etwas ganz anderes ist als die zur Zeit auf der Erde wütende? Nein, das ist schlichtweg unmöglich. Der MENSCH erkrankt nicht, das tut allein der vulgäre Mensch, der für Jedermann und Jedefrau steht. Der wahre MENSCH, wie ihn Zhuang Zi in seinem Grundbuch des Daoismus, das die Lehre des Lao Zi zusammenfasst, im 4. Jahrhundert v.Chr. entwirft, ist kein Mensch unter Menschen, kein geschlechtlicher Mensch, sondern ein radikal auf sich selbst bezogenes geistiges Wesen. Damit gibt es mehr als einen Grund dafür, dass sich dieses Wesen nicht anstecken und auch überhaupt nicht krank sein kann. Macht man mit der Metaphysik einen Sprung ins 20. Jahrhundert, dann sieht das immer noch nicht anders aus. Der wahre MENSCH ist für Martin Heidegger kein Lebewesen, sondern ein Seinswesen, »Sein« im Sinne des ekstatischen, rein augenblicklichen DASS. Diese Ekstatik ist ein rein geistiger Akt, wobei es einem nachvollzugswilligen Denken schwerfallen muss, die gemeinte Reinheit des Aktes zu erfassen: Es geschieht in diesem Ereignis nichts, ihr DASS ist ein Dass ohne Was. Der rein auf sich selbst bezogene Geist denkt nichts, erblickt nichts. Er ist als reines Selbstsein, mit derselben Reinheitsproblematik, ohne möglichen Kontakt mit anderen Selbsten. Heideggers »existenzialer Solipsismus« sieht das reine Selbstereignis als eines der Entindividualisierung vor: Jäh ist der MENSCH DA, ohne dass er irgendwo wäre und als ein Etwas da wäre.

Heideggers Metaphysik, wie er sie 1919 in einer Vorlesung als Urwissenschaft und damit als WISSENSCHAFT entwirft und ihr mit der Frage »Gibt es etwas?« einen Vorgeschmack auf seine »Seinsfrage« gibt, ist vorzüglich dazu geeignet, die große Tradition der metaphysischen »Anthropologie« des MENSCHEN, die von den ersten griechischen und chinesischen Philosophen bis ins 21. Jahrhundert reicht und die bei allen Unterschieden im Wesentlichen ein und dasselbe MENSCHEN-Bild zeigt, differenziert vorzuführen. Die durchgängige Methode metaphysischen Denkens ist die der Diskriminierung, der wertenden Absonderung. Damit ist auch schon der Grund dafür gelegt, dass sie, wie zu ihren Gunsten zu vermuten ist, unwissentlich methodisch an einer Falle für sich selbst baut: an der Realitätsfalle. Ihr Diskriminieren, ihr wertendes Absondern, ist für erhellende Aufklärung ihr maßgebliches Problem. Notwendig sind ja alle ihre Absonderungen gedachter Natur, was sie nicht unsicher, sondern im Gegenteil sicher macht, dass die Absonderung auch wirklich gelingt und das durch sie Hochgewertete nicht etwa auch wirklich, sondern vielmehr die wirkliche Wirklichkeit ist. Unterscheidet der Metaphysiker wahrhaft Seiendes und Nichtiges (Platon, Zhuang Zi), zu Achtendes und zu Verachtendes (Zhuang Zi, Kant), Eigentliches und Uneigentliches (Heidegger), dann zeigt er deutlich, was ihn durch Diskriminierung zu seinen geistigen Höhenflügen befähigt: das Herabsetzen und Herabwürdigen.

Die Absonderung der geistig-lebendigen Kräfte von den leibhaftlebendigen Kräften oder die Diskriminierung des Leibes

Metaphysische Anthropologie hatte sich, den Unterschied von Mensch und MENSCH nicht klar vor Augen, gewöhnlich darauf verstanden, dass der Mensch ein Lebewesen ist, dies allerdings mit der einzigartigen Auszeichnung, dass es über den Logos verfügt: zôon logon echôn. Heidegger wendet sich vehement gegen diese Bestimmung des Menschen, weil sie unmöglich die des MENSCHEN ist. In dieser geläufigen Definition hält Metaphysik eine grundlegende Motivation ihres Diskriminierens bedeckt: das Herabsetzen. Heideggers MENSCH lebt nicht, sondern IST, das heißt ist ekstatisches DASS im Sinne reinster geistiger Selbsthaftigkeit. Nennt Platon den Leib den Kerker der Geistseele, um daraufhin zu bekennen, dass es am schönsten wäre, als Geist frei zu sein, um einzig noch, und dies in ganzer Reinheit, zu denken, dann gibt es für den Menschen die reine Geistigkeit allein um den Preis des leibhaften Todes. Doch es bleibt für ihn dabei, dass der Leib des Menschen für den Menschen etwas schlechthin Unwürdiges ist. Aber wie steht es dann mit den schönen jungen Männern, mit dem leibhaft schönen Charmides? Nein, der bringt den Denkenden nicht dazu, bei ihm leibhafte Lust zu entfalten. Er befeuert ihn so gut wie ausschließlich dazu, der geistigen Lust eine Chance zu geben. Mit schönen, geistig-sittlichen Reden erzeugt er Schönes *in* ihm, wohl wissend, dass die Schönheit eines Charmides im Letzten allein durch die Schönheit seiner Seele gewährleistet sein kann. Das aber heißt: Das geistige Leben ist wirkliches Leben, nicht aber das Leben, das einem Körper, der ein lebendiger Organismus ist, zugehört. Dem sekundiert Aristoteles in seinem jugendlichen Überschwang: »Also muss man entweder philosophieren oder dem Leben adieu sagen und von hier weggehen, denn alles übrige scheint nur ein großer Nonsens und leeres Geschwätz zu sein«.[10] Das ist bedenklich: Einer, der sich zum Philosophieren berufen weiß, zu einem Fragen, das über das Natürliche hinweg ins Übernatürliche reicht und dort zu Einsichten gelangt, summiert das, was dem Menschen sonst zu tun bleibt, spontan unter den Pejorativ »Geschwätz« (lêros). Darin liegt die These: Nur philosophischer Logos, ob Frage, Urteil oder Erklärung, ist wahr. Philosophie ist für ihn die Wissenschaft der Wahrheit.[11] Auch für Heidegger ist das Markenzeichen einer unphilosophischen Existenz Gerede, Geschwätz, Tratsch. Dies Zeichen muss ein Pejorativ sein, da metaphysische Philosophie in sich diskriminierend ist: absondernd und herabsetzend.

Die Diskriminierung der Lebenswelt

Der Grundsatz des Sensualismus lautet »Nichts ist im Geiste, was nicht vorher in den Sinnen war«. (John Locke) Für Metaphysiker bringt er die wahre UNWAHRHEIT zum Ausdruck, da ihre Grundüberzeug ist, dass die Absonderung der geistigen Existenz von der Existenz, die der Mensch unter Menschen im Alltag führt, vollends gelingt. So erklärt Kant den rein vernünftigen Menschen, an dem sich seine ganze Moralphilosophie orientiert, als den, der gänzlich, von der Sinnenwelt geschieden, in der Welt des Geistes zuhause ist. Dank seiner reinen Vernünftigkeit ist sein Wille absolut gut und absolut frei. Die Vernunft versteht er als das »eigentliche Selbst«. Da es ihm bei allen Versuchen nicht gelingt, den absolut Vernünftigen mit der Lebenswelt zu vermitteln, um in ihr seine Vernunftwerke zu errichten, hätte er eigentlich merken müssen, dass der rein Vernünftige ein rein Erdachtes ist, ohne jede Realität, die für den Menschen, der wir sind, zum Guten wirken könnte. Doch das hat Metaphysik nie wahrhaben wollen. Sie gründet auf der Herabwürdigung des leibhaften Lebens, des Alltags, des Lebens des Menschen unter Menschen. Sie lebt damit von der Herabwürdigung des Menschen, der wir sind, bei Heidegger: des Menschen lediglich als solchen. Die Diskriminierung der Lebenswelt hat im Selbstbewusstsein der Metaphysiker ihre stärkste Stütze in der Absonderung der »Wenigen« von den »Vielen«. Die Vielen sind für den Metaphysiker Heidegger (im privaten, leibhaftigen Leben konnte es anders zugehen) der Massenmensch, die biologische Masse, die in der Demokratie zu Wort kommt, die moralischer Normen für ihr Zusammenleben bedarf, um daraufhin vor der »Vermenschlichung« des Menschen dringend zu warnen. Gerne gibt er sich Massenvernichtungsphantasien hin, versteht den Gott nicht, dass die »sich austobende Menschenmasse nicht einmal dessen mehr gewürdigt wird, auf einer kürzesten Bahn die Vernichtung zu finden«, versteht nicht das Aufheben, das man von den in Hiroshima und Nagasaki durch Atombomben Gemordeten macht, von diesen Vielen, die doch »nur ausgelöscht« worden seien. Das ist eine Philosophie, die, in Corona-Zeiten besehen, nicht etwa befremdlich wirkt, nein, die unerträglich, die in jeder Hinsicht unmöglich ist. Spätestens der überraschende Ausbruch der gegenwärtigen Pandemie, die eben »alles Volk«, die einen jeden lebenden Menschen auf der Erde betrifft, macht es nicht länger erlaubt, diese Philosophie zu predigen, und zwar als eine geistige Hochleistung, ja als ein großes säkulares Ereignis. Für den aufklärenden Philosophen steht Heidegger mit seinem absonderlichen Seins-HUMANISMUS, der jeden anderen europäischen Humanismus für INHUMAN erklärt, doch auch nur exemplarisch für die gesamte Metaphysik. Wie sie ihm geistig kommt, um allein in seinem Geist und seiner Denkkraft MENSCHLICHES, das der Bestimmung des Menschen entspricht, zu entdecken, will sie dem Menschen nicht gut. Der MENSCH ist nicht von Menschen gezeugt und geboren, und dies in die Ökumene hinein, um als Mensch unter Menschen zu leben und zu sterben. Für Heidegger ist der Mensch nicht für den Menschen da, sondern für das zuhöchst Zudenkende. Auch das gilt exemplarisch für die gesamte Metaphysik. Für Aristoteles etwa ist das einzigartige Vorhaben einer menschlichen Vernunft, dieser am meisten MENSCH seiende Mensch, sich um die Unsterblichkeit zu bemühen, in nichts aber um einen Anderen. Wie menschlich und wahr dagegen äußert sich der Freiburger Theaterintendant dieser Tage in einem Interview, befragt zu den Möglichkeiten in Corona-Zeiten: »Solange sich Menschen für Menschen interessieren, wird das Theater leben«.

Mit ihrer wörtlichen Übernatürlichkeit ist Metaphysik der Zeitlichkeit der menschlichen Existenz enthoben. Als Ontologie, als Seinslehre, ist sie, Sein gegen Werden, ganz dem Bleiben verbunden, in Heideggers Sprache dem Währen und Anwesen. Das übernatürliche Denken hat zwei Wege genutzt, der unleugbaren Zeitlichkeit und Vergänglichkeit des Menschen zu entgehen, indem sie die Ewigkeit und den zeitlosen Augenblick erdachte. Beides enthebt den Menschen der Zeit und damit dem leibhaften Leben. Die Ewigkeit, so der Mensch an ihr teilhätte, kennt sowieso nur, wie Paulus sie versteht, die pneumatische Existenz. Im zeitlosen Augenblick wieder ist der menschliche Geist für einen Moment, ganz nur Geist, bei sich. Das geschieht bei Platon, wenn plötzlich (exaiphnês) die reine Ideenschau, also die Schau des Ewigen, statthat, das geschieht bei Schelling, wenn die Vernunft für einen Moment mehr vermag als sie vermag,[12] das geschieht bei Heidegger im ekstatischen reinen Selbstsein des Geistes, die geistige Existenz des Menschen als »nacktes Dass« gemeint. Die Zeit, in der der Mensch lebt, in der er sich auf eine Zeit mit Anderen verabredet, ist für Heidegger die »vulgäre« Zeit, eben die Zeit des Alltags, die die hässliche Zeit des ganz kleingeschriebenen Menschen ist, der wir sind. Spätestens in Corona-Zeiten wirkt eine solche Verzeichnung der Lebenswelt durch absurde Überhöhungen menschlicher Möglichkeiten nicht mehr geistig anregend und erregend, der noetischen Phantasie Flügel verleihend, sondern als eine reine

Persiflage, als bösartige geistige Verspottung der lebensweltlichen Wirklichkeit des Menschen.

Die Diskriminierung der Wahrheit

Auf dem Höhepunkt ihres Philosophierens nehmen Metaphysiker die Kopula in ihre Gewalt: Die Verbindung, die sie zwischen Subjekt und Prädikatsnomen herstellt, gilt ihnen nicht als eine auf Zeit, sondern als eine bleibende – dies nicht für immer, weil sie das zu Verbindende und durch sie Verbundene nicht in der Zeit belassen, denn die Sempiternitas wäre immer noch als Zeit verstanden, sondern für immer (aeternitas). Wer nach bestem Wissen und Gewissen behauptet, dass es 11 Uhr 30 ist, kann das eine Minute später schon nicht mehr tun. Tageszeiten als Zeiten alltäglicher menschlicher Vulgarität sind auch nur etwas für den verachtenden Blick der Metaphysik, nicht aber für ihren geistigen Blick, der nichts als das Geistige achtet. Im Sinne von Platons Orthologie (Sophistes) kann etwas nur stimmig und eindeutig benannt werden, wenn die Benennung in absoluter Vollkommenheit zutrifft. So richtet sich denn auch sein achtender Blick, den er sich für sein Erdenken erdenkt, nur auf solches, das, mit einem Wort benannt, die Bedeutung dieses Wortes in reinster Reinheit repräsentiert. Was er Ideen nennt, diese erdachte reinen Gedankendinge, sind nichts als erdachte reine Bedeutungen,[13] denen er das Kunststück zudenkt, rein aus sich selbst nichts als sie selbst zu bedeuten. So erdenkt er in seiner Ideenschau das Eine. Ist etwas Eines, etwa ein einzelner Mensch, dann ist er einzig und allein insofern Eines, als er an der Idee des EINEN teilhat. Das aber ist kaum der Fall, ja so gut wie gar nicht der Fall, wenn man nur zusieht, wie »bunt« (für Platon ein Pejorativ) und vielfältig er in Erscheinung tritt. Da verhält es sich mit der Idee des EINEN gänzlich anders: Sie ist das Eine *selbst*. Damit ist der metaphysische Sprung aus der Zeit in die Ewigkeit gelungen, in die mit rein Erdachtem erfüllte Überwirklichkeit. Da findet sich »neben« dem EINEN selbst euch das SCHÖNE selbst. In Platons Richtig-Rederei ist das kein Begriff, sondern die berühmte Sache selbst. Sagt jetzt der erfolgreiche Erdenker »Das Schöne selbst ist schön«, dann ist mit »ist« die reine Bedeutung ausgesprochen, die durch die mit ihr vollzogene Diskriminierung der Wahrheit die Lebenswelt im Ganzen herabwürdigt. Dieses Ist nämlich ist das IST der Ewigkeit. Das Schöne selbst ist ewig schön, ist einzig schön, ist in jeder Hinsicht schön. Was an ihm teilhat, schöne junge Menschen zum Beispiel, darf sich zwar schön nennen, verdient jedoch in WAHRHEIT nicht dieses Prädikat. Die WAHRHEIT ist ewig geworden. Was keine ewige WAHRHEIT ist, ist auch keine. Unversehens kann durch Platons Ideenlehre, die seit mehr als zweieinhalbtausend Jahren der Philosophie geneigte Geister begeistert, in der Lebenswelt nichts mehr wirklich wahr sein, weil es nicht WAHR sein kann. Was in der Lebenswelt schön genannt wird, Musik, Sonnenuntergänge und was es auch sei, nichts davon ist wirklich schön. Platon geht so weit, von einem schönen jungen Mann zu sagen, dass, was die Schönheit anbelangt, er eigentlich ein mê on sei, ein Nichtseiendes.

Platon nimmt damit dem Menschen seine Wahrheitsfähigkeit und die Tugend der Wahrhaftigkeit, um wahre WAHRHEIT in das ewige SEIN und dessen logische Selbstreproduktion zu verlegen. Er bekämpft Protagoras, der den Menschen für das Maß aller Dinge erklärt: des Wahren, dass es wahr, und des Unwahren, dass es unwahr ist, und erklärt als Philosoph (!) kurzerhand Gott für das Maß aller Dinge. Wahrheit wird entmenschlicht und vergöttlicht. Die Lebenswelt ist keiner Wahrheit wert und würdig. Wie sollte schon Schnee weiß sein, wenn er es nicht ewig ist, rein und unvermischt in jeder Hinsicht?

Schon das genügt, um idealistische Metaphysik, die noch in der Wende vom 18. zum 19. Jahrhundert im deutschen Idealismus eine Hochblüte erlebt, im Ganzen ins Museum zu stellen. Die Wahrheit, die der Mensch braucht, ist die vom Menschen zu erkundende, die er im Politischen und Rechtlichen, in der Wissenschaft und in der alltäglichen, lebenspraktischen Wirklichkeit, nicht zuletzt auch in der geschichtlichen, soziologischen, psychologischen und philosophischen Verständigung über sich selbst braucht. Aber es ist doch noch Heidegger als ein philosophisch die Wahrheit Diskriminierender hinzuzuziehen, um das ganze Ausmaß zu erkennen, in dem Metaphysik Wahrheit für ihre Überwirklichkeit usurpiert.

Heidegger hatte keinen ausgeprägten Sinn für Wahrhaftigkeit, weder im Persönlichen noch im philosophischen Taktieren. Hannah Arendts »Heidegger lügt immer« ist keine bloße Spitze gegen ihren ehemaligen Lehrer und Geliebten, sondern beruht auch auf Erfahrung und Einsicht. Im Kampf gegen die Wissenschaft und in der Verachtung des Menschen in seiner Alltäglichkeit, die allein philosophisch, nicht persönlich-menschlich fundiert ist, sieht er die Notwendigkeit, um jeden Preis die Wahrheit nicht länger dem Urteil des Menschen zu überlassen, sondern für sein SEINS-Denken zu usurpieren. Das zwingt ihn, sich mit dem von ihm dank eigener Lesart zumeist geschätzten Aristoteles anzulegen. Der hatte nämlich, für alle Nichtmetaphysiker durchgängig plausibel, festgestellt, dass die Wahrheit nicht in den Dingen (pragmata), sondern im urteilenden menschlichen Verstand (dianoia) sei. Für Heidegger ist das schlechtweg obskur:

> Daß die Aussage *der* Ort für »Wahrheit« wird, ist mit das Befremdlichste in ihrer Geschichte ...[14]

Dass bei Aristoteles das Wort für Wahrheit, aletheia, auch das Wort für die menschliche Tugend der Wahrhaftigkeit ist, eben der Tugend, Wahres auszusagen und nicht zu lügen, hat Heidegger erst gar nicht wahrgenommen. WAHR ist für Heidegger allein das, was reinen SEINS-Ereignissen entspringt. So ist die Welt, in der der Mensch lebt, noch gar nicht WELT, noch gar nicht, wie er sie nennt, »weltende WELT«. Die sieht er als ein künftiges Ereignis der SEINS-Geschichte vor: »Wenn Welt einst weltet, jäh vermutlich«. Damit ist Heideggers Vorgehen gegen Aristoteles vorgezeichnet: Er wird behaupten, dass Aristoteles gar nicht gemeint hat, was er gesagt hat (ich zitiere das griechisch Geschriebene in Übersetzung):

> Daß hier eigens vom Wahren gesagt wird: nicht in den Dingen, deutet darauf hin, dass es *doch* in gewisser und vielleicht ursprünglicher Weise dahin gehört.[15]

Da metaphysisches Denken ein Erdenken ist, der Freiheit des Denkkünstlers und seiner Phantasie überlassen, muss diese dreiste Umkehrung des von Aristoteles Gesagten vor Studenten und Studentinnen im Winter-Semester 1937/38 nicht schlechtweg erstaunen. Aber es ist eben doch ein täuschendes Taktieren zugunsten einer obsessiv vertretenen SEINS-Wahrheit, die er erdacht hat. Auch das gehört angesichts der wirklichen Herausforderungen des Menschen, gerade auch der geistigen, die die Pandemie ungewollt mit Gewalt in Erinnerung ruft, ins Museum. Das ist keine geistige Ergötzung mehr für den Feierabend, schon gar nichts, das an Universitäten als zuhöchst zu Diskutierendes, ja Staunen Erregendes gleich einer Lehre unter die studentische Hörerschaft zu bringen ist. Ernst genommen, kann Heideggers SEINS-Mystik nurmehr Täuschung und Verwirrung stiften.

Nach dem Zweiten Weltkrieg erwachte in Deutschland, das einen verbrecherischen Krieg begonnen, geführt und erlitten hatte, nach den ersten Besserungen des alltäglichen Lebens bald der »Kunsthunger«. Günter Franke, der große Unterstützer von Max Beckmann, auch heimlich in Kriegszeiten, eröffnete 1946 seine Galerie in der Stuckvilla in der Münchner Prinzregentenstraße, die sogleich regen Zulauf erhielt. Er stellte verfemte Kunst und neue Kunst wie die Bilder von Wilhelm Nay aus. Der für moderne Kunst stark gefragte Kunsthistoriker Werner Haftmann hielt die Einführung. Auch das metaphysische Bedürfnis erwachte, das Bedürfnis nach höherer Wirklichkeit, zumal bei denen, die in ihrem Geiste nicht durch die Opfer der Kriegsverbrechen gefesselt waren, durch die Trauer um das Geschehene. Dieses Bedürfnis nach Überwirklichkeit, das die Schrecken des Geschehenen im Geiste beiseiteschob, wenn nicht über sie zu triumphieren suchte, hatte Moderne im Sinn, nichts Avantgardistisches, das in Zeiten des Nationalsozialismus verfemt gewesen wäre. Es sollte ruhig Mystik sein, ein Sichverschließen und Sichversenken reingeistiger, nicht geistlicher Art, das, zu jedem sacrificium intellectus bereit, im Aufbruch zu höherer Wirklichkeit war. Das war die neue Stunde Heideggers. Im Verein mit dem Zenbuddhismus begeisterte Heideggers Versprechen, nicht gleich der philosophischen Tradition das Sein des Seienden zu bedenken, sondern das Sein selbst. Das verstand sich als neues, als revolutionäres Denken. Auch wenn Heidegger weiterhin den geistigen Auftrag der Deutschen vertrat, stutze man nicht, schob das, was man von seinen Verflechtungen mit dem Nationalsozialismus hörte, leichthin zur Seite, um bei den Begeisterten zu sein. Der »Geisthunger« wurde dadurch nicht gestillt, sondern aufs Anregendste gefördert. Nein, diese Stillung geistigen Hungers wird in einem möglichen, jedenfalls noch nicht absehbaren Post-Corona keine Auferstehung feiern. Die Lebens- und Existenzbedrohung durch die Corona-Krise hat ein Bedürfnis nach lebens- und existenznotwendiger erhellender Aufklärung über die Lebenswelt und ihre lebenspraktischen Erfordernisse geweckt, die einer Verklärung durch übernatürliche Perspektiven und Auspizien keinen Raum mehr lassen.

Die Diskriminierung des Mit- und Füreinander

Metaphysiker haben über Staat und Gerechtigkeit nachgedacht, über menschliches Zusammenleben bis hin zur Freundschaft, von Pädophilie und PÄDOPHILIE nicht zu reden. Doch das darf nicht darüber hinwegtäuschen, dass zur Metaphysik systemisch die Diskriminierung des Mit- und Füreinander gehört, der fürsorgenden und der erotischen Liebe. Das hat seinen natürlichen Grund darin, dass es metaphysischem Denken nicht um den Menschen geht. Der ist ihm einzig Anlass, sich ihm zu entfremden, sich von ihm abzustoßen, um denkkünstlerisch den MENSCHEN zu schaffen, was in ihrer Sprache heißt, ihn sich als Ziel menschlicher Vollendung und als Erreichen des ihm schicksalhaft Bestimmten vorzunehmen. Es ist ein unheimliches, durch seine Verführungskraft höchst gefährliches Spiel, das Metaphysik da seit mehr als 25 Jahrhunderten treibt. Es mag ja faszinieren und begeistern, was dieses Denken und Erdenken mit seiner Zielvorgabe unternimmt, vom Menschen wegzukommen und zum MENSCHEN zu gelangen. Das Erschreckende aber und den auf der Erde unter Menschen mit seinen Bedürfnissen und Nöten bösartig Verspottende zeigt sich sogleich, sobald sich einer klarmacht, dass jetzt der Mensch zwar erdachterweise der MENSCH IST, dieser MENSCH damit aber auch nicht mehr Mensch ist. Aus der Perspektive der Metaphysik gibt es die Bedürfnisse und Nöte des Menschen unmöglich als etwas philosophisch Relevantes, weil diese Philosophie einzig für den MENSCHEN da ist. Diese durch die Vergeistigung des Menschen erreichte Einstellung ist schon in ihren Anfängen für den menschlichen Menschen[16] intolerabel gewesen. Der Ausbruch der Corona-Pandemie macht es jetzt aktuell, sie öffentlich als ideologisch-sektiererische Menschenfeindlichkeit anzuklagen.

Im 4. Jahrhundert v. Chr. führt Zhuang Zi in seiner bildreichen Darstellung des MENSCHEN aus, dass für ihn Sittlichkeit »Vergewaltigung«, Gerechtigkeit »Betrug«, Freundschaft »Gift« bedeutet.[17] Dass der »jenseits der Sinnlichkeit« vollends vergeistigte Mensch keine Ordnung des Einander braucht, weil er keinen Anderen mehr braucht, kann der früh von Zhuang Zi inspirierte Heidegger nur bestätigen. Im *Brief über den Humanismus* führt er aus, dass der erdachte SEINS-Mensch, Dasein genannt, unmöglich eine Ethik brauchen kann, und in den *Schwarzen Heften*, dass der SEINS-Denker unmöglich einen anderen SEINS-Denker braucht. Ganz dem SEINS-DENKEN übereignet, dem ihn kein Gott und keine Macht der Welt entreißen werde, wie er in den *Schwarzen Heften* notiert, lässt ihn die Diskriminierung des Menschen, der seine Menschlichkeit im Miteinander und Füreinander lebt und erlebt, zu einem GEDANKEN, der die Grundüberzeugung des wahren HUMANISMUS ausspricht, hinreißen, der unverzeihlich ist: Was sind schon Lebensvernichtungs-KZs gegen SEINS-DENKEN-Verhinderungs-KZs? Und was denkt dieses DENKEN eigentlich? Wie der späte Heidegger es sieht und sagt, hat es nichts anderes vor, als prophetisch ein SEINS-Ereignis in der Zeit anzudenken, die dadurch zur ZEIT des SEINS wird: zur Zeit der weltenden WELT, der »unversehrten« ERDE und des »letzten« GOTTES. Für Zhuang Zi steht nichts in der Zeit aus. Er denkt in Geschichten, aber ohne Geschichte. Für ihn gelangt der Mensch, wenn er sein Ziel erreicht, wahrer MENSCH zu sein, in den »Palast des Nichts«, in dem es »nichts Seiendes«, keine Vielfalt mehr gibt. Es ist ein Mann, der dahin gelangt, aber ohne Männlichkeit, ohne Geschlechtlichkeit. Er ruht dort im DAO, im absoluten Nichtstun und Schweigen. Die bevorzugt genannten Tugenden sind Leidenschaftslosigkeit, Gelassenheit, Selbstvergessenheit. Diese Selbstverstiegenheit des Denkens, die alle Lebenswirklichkeit für nichtig, ja für Lug und Trug erklärt, muss für Coronabedrohte, die endlich wieder leben, lieben und arbeiten wollen, unbegreifliche Rede aus einer falschen Welt sein.

Doch das sieht im 21. Jahrhundert nicht jeder so. Im Gegenteil, Metaphysiker sind in ihm weiter am Werk, denen das die wahre WELT ist, jedenfalls der von ihnen geschaffene und dann auch genutzte geistige Bereich, in dem sie als wahrem GEIST ihre Erfüllung finden. Anders als der erhellend aufklärende Philosoph, der in diesen Ausformungen geistiger Verklärung und Selbstverklärung keine Formen erkennt, die das legitime Bedürfnis nach Verklärung, das dem Menschen gerade auch in seiner ganz auf Geisteskräften beruhenden Selbstgestaltung eignet, befriedigen könnten. Was soll heute noch, fragt er sich, die übertriebene Künstlichkeit und exaltierte Lebensfeindlichkeit dieses Werks der Denkkunst? Vermutlich ist es die Eigendynamik metaphysischen Denkens, dass es sich selbst zum Bedürfnis wird – eine Form philosophischer Selbstverliebtheit.

Ein Heidelberger Philosoph veröffentlicht 2010 den Artikel »Die Unverwüstlichkeit der Metaphysik«.[18] Von den vier Philosophen, die das für ihn in ihrem Denken belegen und bekräftigen, wählt er an erster Stelle den, der vor ihm in Heidelberg war und nach München gewechselt ist, Dieter Henrich, der jetzt, im Alter von 93 Jahren, geistig noch am Werke ist. Es geht im Wesentlichen um den realitätsstiftenden Selbstbezug des Geistes, um das Selbstbewusstsein in seiner Selbstgewissheit, die die einer Existenzform einschließt, die »von anderer Art (ist) als die Existenz lebensweltlicher oder wissenschaftlich erforschbarer Objektivitäten«. Es ist eine geistige Selbstgewissheit des Geistes, also die seiner rein geistigen Existenz. Eine reine Geisteswelt ist geschaffen. Das führt zu der fundamentalen Einsicht, »daß die erschließende Kraft des *Denkens* unabsehbar weiter reicht und größer ist als der enge Bezirk des beweisbaren Wissens«. Doch dieses Resümee verschweigt, was bei diesem radikalen Selbstbezug des Geistes am Ende genauer als geistige Existenz herauskommt, verschweigt das »unabsehbar« weitere, obgleich in der existenzschaffenden Selbstbeziehung die »endliche« Existenzform sehr wohl abzusehen ist und von Zhuang Zi bis Henrich, Heidegger nicht ausgenommen, auch abgesehen wird.

Der Weg der Verwesentlichung und Vergeistigung ist von Platon und Plotin, Zhuang Zi und Shankara an bis ins 21. Jahrhundert derselbe: Es ist der Weg zum Einen, ins Eine. Zu diesem Weg ist jeder Mensch, zumindest jeder Mann bestimmt, der in die WAHRHEIT eingehen will, die die seines WESENS ist – des reinen Geistes. Wer im DAO ruht, im Nichts, und nichts tut und nichts sagt, weiß sich jenseits der Lebenswelt und jenseits des Ich. Er hat kein Du, weil er kein Ich hat. Er ist entindividualisiert, entleiblicht, er ist EINS mit dem EINEN, kurzum: Er ist im ALL-EINEN, in dem alle Differenz erloschen ist, alle Sonderheit des Seins. Dem aufklärenden Philosophen ist es unbegreiflich, wie im Leben und aus dem Leben heraus das dem Leben, Lieben und Sterben Entsagen die größte und schönste Vision der Lebenden sein kann, die gewöhnlich alles tun, um mit allen verfügbaren Kräften auf der Erde und unter Menschen gut durch die Zeiten zu kommen. Ja, gerade heute wieder sind Schriften über die Gelassenheit en vogue, wie sie optimal dem toten Menschen eignet, der nichts mehr tut und sagt, der nicht mehr lebt und so nicht einmal mehr stirbt. Buddhistische, idealistische, »existenziale« Vergeistigung liefert vereint dem erhellend Aufklärenden ein Bild, das für ihn, zumal in Corona-Zeiten, in seiner Wirkung dem »Jüngsten Gericht« gleichkommt, das im Hospiz zu Beaune wöchentlich einmal den Kranken vor Augen geführt wurde, damit sie sehen, wohin die Reise geht, wenn sie sich in ihren späten Tagen nicht so verhalten, wie die Kirche es ihnen vorschreibt. Dem Nichtmetaphysiker ist ewiges Höllenmartyrium keine entsetzlichere Vorstellung als unabsehbare leblose Lebendigkeit jenseits des Ich.

Heidegger hat mit dem Wortspiel »Allein-heit« – »All-einheit« Anfang der Dreißigerjahre, wenige Jahre nach dem Erscheinen seines Hauptwerks, Ernst gemacht.[19] In *Sein und Zeit* (1927) habe er die »Einzelnheit des existierenden Einzelnen« betont, dies aber allein gegen »Bewusstsein«, »Subjekt« und »Seelen« als »ein zufälliger Durchgang zur Allein-heit des Daseins, worin die »All-einheit des Seins geschieht«. Das ist Heideggers Leitgedanke schon vor *Sein und Zeit*. Das EINZIG EINE des Zudenkenden ist das SEIN, das reine DASS. Nun ist das eigentliche Seinkönnen des Daseins kein Was, sondern ein Wie: ein WIE seines DASS. Damit ist schon einmal die Einzelnheit im Sinne der Subjektivität gedanklich abgewehrt. Im Wie ist der MENSCH (das Dasein in seiner Eigentlichkeit), wie Heidegger provokant feststellt, dadurch »individuiert«, dass er entindividuiert ist.[20]

Zum Ernst des Sprachspiels von Allein-heit und All-einheit gehört auch Heideggers Hellhörigkeit für das Wort Einsamkeit: »›Einsam‹ bedeutet gehörig dem Einen«.[21] Das EINE aber ist das SELBE alles eigentlichen DENKENS: das SEIN.[22] Heidegger denkt offensichtlich so etwas wie die Ein-samkeit im EINEN, wie das – geistige – Eins-sein mit dem EINZIG-EINEN, in *Sein und Zeit* als das »nackte ›Daß‹ im Nichts der Welt« vorgedacht.[23]

Platon und Plotin haben vorgeführt, dass sich die strikte Orthologie des EINEN sprachlich nicht bewältigen lässt.[24] »Wenn Eines ist, dann ist es weder Eines, noch ist es« – wie Platon diese Schlussfolgerung im Dialog *Parmenides* vorführt, ist sie überzeugend. Eines und ist sind zwei Wörter, zwei Dinge. Das EINE in seiner absoluten Reinheit und Einsheit verträgt kein ist, kein Zweites. Das EINE verträgt keine Prädikation, auch keine »Selbstprädikation« (ein Wort der angelsächsischen Platonkritik).[25] Aber die metaphysische Denkvorgabe des ALL-EINEN macht auch Schwierigkeiten bei ihrer gedanklichen Bewältigung. Das fängt schon an mit dem, erhellend-aufklärend gesagt, Schluss vom Gehalt des Begriffs auf die Wirklichkeit des Gehalts. Ist es auch eine neue Form von Wirklichkeit, eine andere als die für Alltag und Wissenschaft relevante, dann wäre es doch nötig, genauer zu erfahren, was an dieser irgendwie geistigen Wirklichkeit Wirklichkeit ist, an dem Gedankending, das es Kant untersagt, es eine Chimäre zu nennen. Die Metaphysiker sind doch zu überzeugt davon, dass es sich um eine echte Wirklichkeit handelt, um in Sorge zu geraten, der ontologische Gottesbeweis, der nach derselben Logik mit demselben vermeinten Erfolg verfährt, könnte die Metaphysiker des EINEN dazu verführen, den im ALL-EINEN aufgegangenen Denker des EINEN als einen von göttlicher Natur zu verstehen. Der Kern aller Schwierigkeiten ist der von den Metaphysikern selbstgemachte, sich nicht als Künstler zu verstehen, als Denkkünstler, welches Verstehen sie mit einem Schlag von der Realitätsferne befreite. Plotin: das »wirklich EINE« (to ontôs hen) – das versetzt

49

Metaphysiker bis heute in helle Begeisterung, auch wenn die Natur dieser beanspruchten Wirklichkeit bislang in nichts aufgeklärt ist.

Heidegger scheint da unter Metaphysikern eine Ausnahme zu bilden. Er versteht unter seinem Denken immer auch schon ein Erdenken, hat nie gezögert, mit Begriffen und Begriffsbildungen schöpferisch umzugehen, ja er hat einzigartig für sein Philosophieren klargestellt, dass es darin nicht um Aufklärung, sondern im Gegenteil um Verklärung geht:

> Die Wissenschaft ist die Erklärung des Seienden.
> Die Philosophie ist die Verklärung des Seins.
> Die Wissenschaft muß streben in das Immer Klarere als das Vertraute und Geläufige.
> Die Philosophie geht zurück in das Verborgene als das Unverständliche und Befremdende.[26]

> Nur was verklärt, hat Kraft.[27]

Heideggers Verklären hat ganz offensichtlich die methodische Absicht, nichts eigentlich Zudenkendes im Gewöhnlichen und allgemein Zugänglichen, im Vulgären und Ordinären zu belassen. Anstatt sich dem zuzuwenden, was »sonnenklar« ist, richtet sich sein philosophischer Blick auf zu Erhellendes, zu Erleuchtendes, zu Entdeckendes, zu Entbergendes, dies aber eben nicht in der Art wissenschaftlichen Forschens, das etwas feststellen will. Es geht ihm vielmehr um eine Überhöhung, die freilich nicht dem Wirklichen, sondern dem WIRKLICHEN gilt. Das verklärende Philosophieren ist schöpferisch: sein DENKEN ist ein Verwandeln, ein Überhöhen.

Das metaphysische Verklären, nicht zuletzt wie Heidegger es ausübt, verfügt über ein äußerst facettenreichen Entrückungspotential. Was bei Platon noch kein metaphysisches Thema ist, fällt einem bei der Lektüre Heideggers als Erstes auf: die Entrückung des Zudenkenden und Zuvergeistigenden aus der Geschichtszeit. Eine geschickhafte SEINS-Geschichte (»Ontologiegeschichte«) als Geschichte des MENSCHEN ist ein Denkkunstwerk Heideggers. Gleich am Anfang von »Sein und Zeit« kommt das Ursprüngliche und Ursprünglichere zu Wort: Sein philosophisches Fragen fragt

ursprünglicher als jede Wissenschaft, seine »existenziale Analyse
des Daseins« ursprünglicher als alles, was Anthropologie, Sozio-
logie, Psychologie usw. zur wissenschaftlichen Verständigung über
den Menschen beizutragen vermögen. Sagt Heidegger, sich selbst
auslegend, dass bereits in *Sein und Zeit* der Gedanke der »Seins-
vergessenheit« leitend war, dann entrückt er das »analysierte« (erdachte!) Dasein in eine Geschichte, zu der keine Geschichtswis-
senschaft Zugang hat. Das Dasein wird seinsgeschichtlich. Als das
entgegen dem Lebewesen Mensch erdachte Seinswesen Mensch,
das es ist, steht Dasein nicht mehr für eine allgemeine existenzial-
ontologische Deutung des Menschen. Es ist aufgrund einer erdachten geschickhaften Geschichte zu einem kritischen Begriff
geworden, insbesondere zu einem gegenwartskritischen. Es gibt,
weil mit GESCHICHTLICHEM Denkauftrag versehen, das deutsche Dasein, aber kein englisches und französisches, von einem
jüdischen nicht zu reden. Weil aber einzig vor den Deutschen »die
Griechen« einen Denkauftrag hatten, gab es ein griechisches Dasein.[28] Denkt Heidegger schon das SEIN eines Daseins final als
»Sein zum Tode«, dann ist es zugleich auch in SEINSgeschicht-
liche Finalität eingespannt. Sein Erdenken des Anfänglichen der
SEINS-Geschichte macht die Wörter Anfang und anfänglich, die
eigentlich dem gewöhnlichen Zeit- und Geschichtsverständnis
zugehören, neben Ursprung und ursprünglich zu verklärenden
Wörtern. Das griechische SEINS-Denken, das in Parmenides und
Heraklit, wie er es deutet, für einen Moment aufblitzte, um sogleich wieder zu verlöschen, wird für ihn zum »ersten Anfang« der
Geschichte des SEINSMENSCHEN. Den »zweiten Anfang« hat er
vorausgedacht und einmal auf das Jahr 2327 taxiert, auf's Jahr genau vierhundert Jahre nach dem Erscheinen von *Sein und Zeit*. Die
Entrückung des EINEN ZUDENKENDEN aus der Geschichtszeit
ist perfekt, wenn dem URSPRUNG eine LETZE, wie Heideggers
Wort dafur lautet, entspricht, wenn also das ursprüngliche und
stets ursprünglichere Denken ein eschatologisches ist. Metaphysik erdenkt nie weniger als das Ganze, und dies schon darum, weil
es dazu die Freiheit hat, die sie sich selbst gibt. Die Entrückung
aus der Geschichtszeit ist nicht ohne Folgen für die Lebenszeit:
Sie kann nur unwesenhaft sein, banal, vulgär. Kindheit, Puber-

tät, Liebe, Altern –, nein, das SEINS-Wesen Mensch ist kein Lebewesen. Soll ein MENSCH für sich Geschichte haben, dann ist es
die Seinsgeschichte, die sich an ihm, gegebenenfalls sogar durch
ihn vollzieht. Das Gewohnte, Bekannte und Vertraute wird als das
Alltägliche, das es ist, wenn nicht zum Vulgären und gar Ordinären, dann im besten Falle zum Prosaischen, das zu verklären und
so der poetischen Kraft der Denkkunst auszusetzen dem SEINS-
DENKER nicht die Mühe wert ist, es sei denn, es gäbe da an Blut
und Boden, Heimat und Herkunft zu denken, an deutsches Land
als Land deutscher Dichter und Denker.

Die systemische Abwertung der alltäglichen Welt durch geistig schöpferische[29] Metaphysik vollzieht sich zusammen mit ihrer
systemischen Abwertung der Welt der Wissenschaft. Heidegger
spricht früh davon, dass es für seine Philosophie als »Urwissenschaft« »über Leben oder Tod entscheidet«, ob der für sie unab-
dingbare »Sprung in eine andere Welt (gelingt)«.[30] Gelingt dieser
Sprung über den »Abgrund« nicht, der schöpferische, eine WELT
schaffende Sprung, dann bleibt als Alternative allein der Sturz »ins
Nichts«. Das aber ist die Welt der Wissenschaft, dingfest gemacht
an der »absoluten Sachlichkeit«. Das ist wahrlich eine hellsichtige
Einsicht in das menschliche Bedürfnis nach schöpferischer geistiger Verklärung, wie es metaphysische Wesens- und eben Verdop-
pelungsphilosophie von ihren Anfängen an befriedigt. Absolut
sachlich, nüchtern, korrekt, plausibel, überprüfbar – da muss die
Ampel für den auf Rot stehen, der unterwegs ist, kraft freier Geis-
testätigkeit sich eine WELT des rein Geistigen zu schaffen.

Die Entrückung aus der Welt der sichtbaren und erkennbaren,
im Prinzip allen Menschen zugänglichen Wirklichkeit, aus der
Welt des Lichts und der Evidenz, ist als sprachlicher Vorgang zutiefst eine Entrückung aus der Plausibilität und Verständlichkeit
von sprachlich zu verstehen Gegebenem. Alle von der Wesensphilosophie gebrauchten Emphatika, das heißt alle Anweisungen zum
ganz anderen Verstehen, stammen aus dem Wortschatz der metaphysischen Verklärungssprache. Anders als wissenschaftliches
Fragen (Forschen), das auf Antworten drängt, wie es gegenwärtig
die Corona-Krise dramatisch vor Augen führt, will Philosophie
durch Fragen etwas fraglich machen, »in die Fraglichkeit heben«,

wie Heidegger sagt. Ist eine Frage vollends entwickelt, dann ist sie, weil rein geistig entwickelt, aus sich die stimmige Antwort geworden. Fragt Heidegger: »Gibt es etwas?« (1919), dann war das schon der Vorschein der Antwort »Das Es ist das Gebende« (1962). In jedem Falle dient das metaphysische Fragen und fraglich Machen, wie Heidegger es vorführt, der Absicht, sich dem gewöhnlich Verständlichen, und das heißt dem Gewöhnlichen, zu entfremden. Soll aber nicht länger wie gewöhnlich verstanden werden, dann liegt darin maximal auch schon der Impuls: Es soll nicht mehr verstanden werden. Die Rede vom Unsäglichen mehrt sich, das Schweigen als Modus der Mitteilung wird philosophiefähig, die »Stimme des Seins« bedeutungsvoller als die des Anderen, wenn nicht einzig bedeutungsvoll. In Sommer 1962 verkündet Heidegger im berstend vollen Auditorium maximum der Freiburger Universität die Summe seines mehr als vierzigjährigen Seinsdenkens:

Was bleibt zu sagen? Nur dies: Das Ereignis ereignet.[31]

Erläuternd fügt er hinzu, der Satz, als bloßer Satz gehört und dem Verhör der Logik ausgesetzt, sage nichts. Wer darin aber das verbindliche »Geheiß des zu Denkenden« hört, dem sich alles eigentliche DENKEN »fügt«, der hört »das Älteste des Alten im abendländischen Denken: das Uralte«, nämlich das, was sich »im Namen A-lêtheia verbirgt«. Heidegger selbst hat es in diesen »Namen« (besser: Wort) hineingelegt, kein Grieche, kein Philosoph vor ihm: der Blitz des Dass aus der Verborgenheit in die Entborgenheit, der ekstatische Gedanke des »Seins ohne Seiendes«.

Die von Heidegger erdachte WELT des Ereignisses, die als jäh ereignete und solcherweise weltende nichts anderes als das DASS des DASS: dass das Dass dasst, bezeugt, das Ereignis des Ereignisses, ist eine an geistiger Phantastik nicht zu überbietende WELT der vergeistigenden Verklärung. Als Bericht vom »Uralten« versteht sie sich als Mär, als Kunde. Genau das ist die Spezialität von Heideggers »Hermeneuten«: Er dolmetscht nicht, legt nicht aus, erklärt nicht, sondern »bringt Kunde«.[32] Was Heidegger im Verklären schafft, hat Realitätsgehalt, der in seinem Falle in der Realität des Werks der Denkkunst (Noetik) besteht. Aber Kunstwerke sind prinzipiell kritisierbar, wie jedes Feuilleton beweist, darüber hinaus lässt sich in Bezug auf sie die Frage stellen, ob sie aktuell als Kunstwerke noch wirkmächtig sind. Wer will schon leichtfertig darüber urteilen, was an der Zeit ist und was seine Zeit gehabt hat und auch verspricht, nicht noch einmal aktuell zu werden, wenn für den Menschen Verklärung nicht weniger bedeutsam ist als Aufklärung? Bei aller Aufklärung über Sexualität (Immanuel Kant: »wechselseitiger Gebrauch der Geschlechtswerkzeuge«) und weltweiter Pornosucht dank Internet ist so manches Leben in seiner Lebenswirklichkeit durch Liebe geprägt. Das Wort ist eindeutig von verklärender Kraft, und dies als ein immer wieder neu sprechendes Wort.

Nach dem Urteil des erhellend, nicht entzaubernd aufklärenden Philosophen, der im Verklären die Befriedigung eines tiefen menschlichen Bedürfnisses erkennt, stellt metaphysisches Verklären in den hochkünstlerischen Formen der Ontologie und Noologie des EINEN und ALL-EINEN kein adäquates Pendant mehr dar zur durch die Corona-Krise angestoßenen neuen Verständigung und Aufklärung des Menschen über sich selbst. Die Philosophie selbst täte gut daran, ihre museal gewordenen Bestände auch wirklich als solche zu behandeln.

Werden geistliche Lebensformen in Frage gestellt?

Was sind schon Werke der Denkkunst gegen Werke der Glaubenskunst? Pagoden und Moscheen, Dome und Kathedralen, Kirchen und Kapellen sind Stätten geistlicher Verklärungen. Verkündigungswort und Gebetswort schöpfen aus dem sprachlichen Fundus der Weltverwandlung, der Transfiguration, wie auch das Kirchenlied, das der Verkündigung des zu Glaubenden und dem Bekenntnis des Glaubens dient. Religiöser Glaube ist weltweit das verbreitetste und zumeist mit großem Einsatz von Spiritualität und Emotionalität bezeugte Grundbedürfnis des Menschen nach Verklärung und seiner Befriedigung. Hat sich in der Geschichte der Religionen gezeigt, dass sich das stärkste religiöse Verklärungsbedürfnis stets an dem festmacht, was auf der Erde mit dem Menschen geschieht, dann stellt sich unmittelbar die Frage, wie es um ein etwaiges Bedürfnis steht, die jetzt herrschende Corona-Pandemie durch religiösen Glauben zu verklären.

Leopold von Ranke, der religiös begabte große deutsche Historiker des 19. Jahrhunderts, versteht Geschichte als die Darstellung des Willens Gottes in der Zeit. Das ist Zeugnis für eine religiöse Gläubigkeit, die Menschengeschichte notwendig zu geschickhafter Geschichte verklärt, zu einem divin gewollten und dadurch mit Sinn versehenen Geschehen. Von dem bisher größten Erdbeben im 21. Jahrhundert, dem in Haiti, das mehr als 300 000 Menschenleben kostete, wird berichtet, dass Frauen danach schreiend durch das zerstörte Port au Prince liefen mit der verzweifelten Frage »Herr Jesu, Herr Jesu, was haben wir dir getan?«. So wundert es nicht wenig, die Leichtigkeit zu beobachten, mit der die beiden großen christlichen Kirchen in Deutschland Gottvater und Gottes Sohn von dem Pandemie-Ereignis fern- und freihalten. Die disziplinierende Macht religiösen Glaubens hat in vielen Kirchen schon länger nicht mehr oberste Priorität. Man will einladen zu einem froh und zuversichtlich gelebten Glaubensleben, nicht aber mit Schrecken bedrohten. Christi Drohgebärde im Matthäusevangelium mit dem unlöschbaren Feuer ist schon längst aus den Predigten verschwunden. So ist man sich christlich einig, dass der Ausbruch der Corona-Pandemie, wie und wo es auch mit dem Sprung des Virus Sars-CoV-2 auf den Menschen zugegangen ist, ein Zufall war, dem der aufklärende Philosoph nur zustimmen kann. Aber was wird dann aus dem Glauben? Ein italienischer Bischof, der in einer erbebenverwüsteten Stadt die Frohe Botschaft zu verkünden hatte, versuchte noch einen Rest von Religiosität in dies Naturgeschehen zu bringen, indem er die Frage stellte: »Und wo war Gott?«, um sich in seiner Antwort darauf an eine minimalistische Theodizee zu wagen: »Er war nicht da«.

Orientalische Erzählungen vom Urzeitereignis der Großen Flut (Sintflut) sind, wie die im Gilgameschepos, um Jahrtausende älter als die im Alten Testament, aber das erste Buch der Tora greift zu, um sie als Strafe für das gottlos gewordene Gottesvolk zu deuten, dazu vorgesehen, alle Menschen[33] zu vernichten mit nur einer Ausnahme in Gestalt der einzigen gottfrommen Großfamilie, vom gnädigen Gott dazu erwählt, dass es mit dem Menschen dennoch weitergehen kann, dies schließlich von dem Versprechen begleitet, dass es nie wieder zu einer Flut dieses Ausmaßes kommen wird.[34] Auch das Neue Testament greift darauf zu (Matthäusevangelium, Petrusbrief). So ist sich jüdisch-christlicher Glaube einig: Menschheitsbedrohende Großereignisse der Natur sind, wie könnte es anders sein, Strafgerichte Gottes. Der strafende Gott, der im Neuen Testament in Gestalt von Gottvater und Christus nicht weniger zum Fundament des Glaubens gehört als der Volksgott und Schöpfergott im Alten Testament, sind durch schöpferische Gläubigkeit beide Male nicht ohne Grund mit dem Vermögen zur Nachsicht und Gnade begabt. Die Geschichte zwang dazu, denn es ging ja mit dem Menschen weiter. Aber der geglaubte Gott war durch sein Strafgericht in seiner Geglaubtheit gefestigt. Rankes Wille Gottes findet sich wiederholt in der Strafandrohung Gottes ausgesprochen, in seinem »Beschluss« und in der futurischen Form »Ich werde den Menschen vernichten«. Das sind Formen der Selbstauslegung des gläubigen Menschen: Angesichts des von Natur aus Ungeheuerlichen verlangt er von sich aus nach Verklärung des Geschehens, in diesem Falle nach dem strafenden Gott. Jeder Versuch einer Theodizee, einer Entschuldigung Gottes, ist ein Missverständnis des jüdisch-christlichen Glaubens. Jeder Versuch, einen Grund zu finden, der Gott von seiner Verantwortlichkeit des Geschehens entlasten kann, damit der gute, ja der liebe Gott bleibt, ist eine Entmächtigung des Geglaubten und des Glaubens.

Der Gott, der kein Mensch ist,[35] ist mehr als ein Mensch (epanô brotôn).[36] Der schöpferische Glaube hat dieses Mehr reich ausgestaltet und so eine wahre Fundgrube für anthropologisches Wissen geschaffen, das sich keiner aufklärenden Wissenschaft verdankt, sondern einem verklärenden religiösen Glauben. Der Gott des Alten Testaments, den die Christen, schöpferisch mitschaffend, als geistigen Erzeuger des von ihm zum Christus vorbestimmten Jesus übernommen haben, ist dadurch auch der Gott des Neuen Testaments. Der jüdisch-christliche Glaube, wie er geistig-geistlich den Menschen übersteigt, bleibt durchgängig an das Überstiegene gebunden, weil allein der Mensch das Maß für das Mehr (und Größer) des Gottes sein kann. Besonders auffällig, aber auch problematisch wird das, wenn der Schöpfer der transzendenten Anthropologie dem Gott in seinem Mehr das Monopol für eine menschliche Möglichkeit zuspricht und ihm damit Züge des Absoluten verleiht. Im Matthäusevangelium lässt der Evangelist den Sohn Gottes das Monopol des Gutseins beanspruchen.[37] Menschliche Güte – ja, die ist, so sie sich unversehens zeigt, etwas emotional Überwältigendes, das weit über dem gewohnt Menschlichen liegt, »Die Rache ist mein. Ich will vergelten.«[38] Christus allein ist gut, Christus ist die fürsorgende Liebe,[39] aber er hat das Monopol auf unlöschbares Feuer, hat das Verdammungsmonopol. Gottvater, »an dem kein Böses ist«,[40] der »mein Heil« ist,[41] und dann diese Selbstermächtigung, für vernichtende Strafaktionen aus Rachedurst das Monopol zu haben, verbunden mit dem unbedingten Willen, wenn nötig, es auch zu nutzen. Der rächende und vergeltende Gott, der zürnende und zu fürchtende, der tötende und vernichtende, der eifernde und eifersüchtige. Ja, der Gläubige will das so, braucht das so. Sein glaubendes »mehr als ein Mensch« braucht und will den starken Gott, braucht und will »größer als der Mensch« insbesondere zur Disziplinierung seiner selbst, ja Dominierung. Ohnmacht gegen Allmacht – ja, die religiös geschaffene Anthropologie gibt klar zu erkennen, dass dies für den zum verklärenden Glauben Begabten und seiner Bedürftigen ein Grundbedürfnis von dem von ihm zu Glaubenden ist. Zum ersten gelingenden Schritt in die religiöse Verklärung verhilft ihm die Gottesfurcht. Darum stimmen Psalmen und Sprüche ihr Loblied an: Die Furcht des Herrn ist »Anfang« der Weisheit und Erkenntnis, das Herz des Glaubenden solle täglich in der Furcht des Herrn sein, auch sei sie »die Quelle des Lebens.« Das ist nicht entlarvend für den schöpferisch an Gott Glaubenden, sondern auf fruchtbare Weise erhellend: Der Mensch braucht Furcht, nicht vor Wölfen und Viren, Erdbeben und Taifunen, sondern vor einem nur geistig-geistlich in den Blick zu fassenden Höchsten und Mächtigsten, und dies auch allein für die eigene Geistigkeit und Spiritualität samt der dazu gehörigen Empfindsamkeit und Erregbarkeit. Furcht kann ein auf Erfahrung basierendes Warnsignal sein, dass Gefahr im Verzuge ist. Dem Sichfürchtenden wäre es lieber gewesen, es hätte dazu keinen Anlass gegeben. Der zur Verklärung Begabte und Bereite dagegen bedarf der Furcht; sie ist

Teil seiner künstlerischen Schöpferkraft. Dieses Bedürfnis, das ein Grundbedürfnis des Glaubenskünstlers ist, könnte keine wissenschaftliche Anthropologie entdecken. Es ist die jüdisch-christliche Religion, die sich unbewusst eine ganz eigene Anthropologie schafft. Sie allein ist dazu fähig, über den Menschen Auskunft zu geben, der es wagt und dem es gelingt, seine geheimste Not zu einem größten Werk der Kunst zu machen.

Nun kennt der erhellend aufklärende Philosoph nicht das »Herz« der Christusgläubigen seiner Zeit. Das Glaubens- und mit ihm das Verklärungsbedürfnis ist weiterhin in großer Breite und Stärke gegeben. Entfremdungen von der Kirche sind nicht notwendig Entfremdungen von der Religion, geschweige denn von der Religiosität. Es gibt viele Gründe, um anzunehmen, dass Religiosität ein Grundbedürfnis des Menschen bleiben wird. Was am ehesten dagegen spricht, ist die Art, wie Religion emotional und geistig in einer Zeit gelebt wird, in der das Verhältnis von Mensch und Gott, Gott und Mensch zu einem Empathieverhältnis verkümmert. Die Predigt der »christlichen Werte« läuft nurmehr darauf hinaus, dass der Mensch dem Menschen gut will und gut ist, in krasser Kontrarietät allein schon zur gesellschaftlichen Wirklichkeit mit ihrer gewollten Wohlstandsdifferenz. Religion ist dann weich geworden, schmeckt nach Wellness, die Kirche zu einer spirituell geprägten Wohlfahrtsorganisation. Damit aber wird es kritisch für die christliche Religion. Sieht sie in Sintfluten und Pandemien, was ja für Einsicht zeugt, Zufälle, die mit dem geglaubten Gott in seiner Dreieinigkeit nichts zu tun haben, bietet sie also in Coronazeiten nicht mehr als sonst auch eben selektierte christliche Werte, dann hat sie die Abgründigkeit des Menschen verspielt, das Rätsel, das er sich selbst ist. Sie ist banal geworden, ein seelischer Pflegedienst, wenn auch ein spezieller. Davon lassen sich keine Dome und Kathedralen bauen, kein Drama von Gott und Mensch aufführen, in dem der Mensch nicht nur in seiner größten Not und höchsten Freude den Gott braucht, sondern mehr noch in seinem Innersten, über das er nicht verfügt, das er sich emotional und geistig nicht vergegenwärtigen kann, sondern das gerade als das bleibende Geheimnis seiner selbst den Gott braucht, der allein dem eigenen Geheimnis pari zu bieten vermag. Diese Abgründigkeit zeigt, dass der Mensch seiner ersten, weil ihm nächsten Natur nach Künstler ist. In Lebensteilungskunst, Denkkunst und Glaubenskunst zeigt sich besonders klar, dass die Selbstschöpfung, die der Mensch in seinen Künsten vollbringt, nichts ist, was auch nicht sein müsste, weil es ja nicht mehr sei für ihn als die Möglichkeit, seinen Antriebsüberschuss abzubauen, sondern dass sie ganz im Gegenteil dem, was der Mensch am nächsten und im Geheimsten braucht, eben diese Selbstschöpfung ist. In der künstlerischen Selbstschöpfung schafft er keinen zweiten Menschen, sondern arbeitet an der Verklärung des Menschen, das heißt an der Gestaltung des ihm an ihm selbst Unzugänglichen, dies aber ebenso frei wie notwendig.

Noch stehen die Christuskirchen und Kirchen Unserer lieben Frau, noch zieht der deutsche Staat die Kirchengelder für die beiden christlichen Großkirchen ein, werden Kommunion und Konfirmation gefeiert, christlich getauft und christlich begraben, ja ist Leben für viele durch Gottesdienste und ihre Tröstungen wie Ermunterungen geprägt. Dennoch stellt sich dem aufklärenden Philosophen unabweisbar für das europäische Christentum, ungeachtet der unter christlichem Vorzeichen weltweit agierenden Fundamentalisten, mit allem Nachdruck die Frage, ob christlicher Glaube, der sich der Einsicht in die Schöpferkraft seines Glaubens verweigert, nicht endgültig seine Zeit gehabt hat. Zeiten der herrschenden und von den meisten gelebten christlichen Religion waren die großen Zeiten der Auslagerung von Wahrheit und Verantwortung, von Trost und Hilfe, ja eben auch von Strafe und Rache. Es ist Zeit, dass der Mensch die Sache mit der Wahrheit in jeder Hinsicht selbst übernimmt, ebenso mit der Verantwortung, mit Trost und Hilfe, mit der Bestimmung des Ausgleichs für erlittenes Unrecht und erlittene Gewalt. Die Bibel, die der erhellend aufklärende Philosoph zuhöchst schätzt, bleibt das Buch Europas und all der Gegenden, in denen europäisches Christentum heimisch geworden ist. Es bleibt ein Lese- und Bildbuch, das nun neu den Menschen zu Gehör bringen und vor die Augen stellen kann, wie ein höchstes Kunstbedürfnis des Menschen geschaffen, gelebt und befriedigt wird. Die Bibel ist ein ganz einzigartiges Buch, den Menschen seine Tiefe und Abgründigkeit erfahren zu lassen, von ihr zu überzeugen, damit er geistig und spirituell mit daran schafft, das Rätsel seiner selbst mit Leben zu erfüllen.

Kirchen als Stätten des Insichgehens, des Zwiegesprächs mit einem Höchsten, als Versammlungsstätten der religiös auf gleiche Weise Verklärenden – es wäre in der Tat nicht nur wünschenswert, sondern notwendig, dass sie erhalten werden, auch wenn keine Prediger mehr auf die Kanzel steigen und dort ohne Kenntnis davon, dass sie in einer Realismusfalle stecken, ihre Botschaft verkünden. Es wird dann religiöse Rhapsoden geben, die über das gesamte Repertoire der Bibel verfügen, nicht aber notwendig, wie es schon die Gesprächspartner in Platons Dialog *Ion* wussten, Partisanen dieser Form von Verklärung sind. Die theologischen Fakultäten werden nicht aufgelöst werden müssen, wohl aber in ihrer Stellenzahl minimalisiert. Die durch Zurückverlagerung gänzlich neu gewordene Wahrheit, die Wahrheit, dass religiöser Glaube eine Form künstlerischer Verklärung und dabei einzigartiger Selbstverklärung ist, die ein menschliches Grundbedürfnis darstellt, hat alle Wahrscheinlichkeit für sich, geistige und geistliche Kräfte freizusetzen, die immer schon ungewusst und ungeahnt im Menschen ruhen, Kräfte, die es vermögen, dass der Mensch sich weit mehr sich selbst erschließt und sich in seinem Menschsein selbst näherkommt.

Das Prinzip der Volkssouveränität, das in den Demokratien seine politische Ausgestaltung findet, macht alle Bürgerinnen und Bürger eines Staates zu Teilhabern am politischen Regime, in der Form der Wahl von Legislative und Exekutive und Delegierung von Verantwortung. Die demokratische Staatsform ist die aufgeklärte Staatsform, deren Legitimation keinen Rückgriff auf Verklärendes braucht und duldet, weil sie sich aus sich selbst für sich selbst in ihrer Rechtmäßigkeit legitimiert. Dass sie vor Missbrauch ihres Rechtsgedankens durch Mehrheiten und Populismus nicht gefeit ist, lehrt die Geschichte. Das Wort LEGAL, das ein berühmtes Comic Adolf Hitler in seinen aufgerissenen Mund stellt, spricht für sich. Das unbestreitbar Bedeutsame und in aufgeklärten Zeiten Legitimierende an der Demokratie ist und bleibt, dass mit ihr das Gottesgnadentum seine politische Macht verloren hat, auch wenn es da und dort noch formell weiterbesteht. Papsttum und

Kaisertum, diese großen Verklärungsmächte des europäischen Mittelalters, die früh aneinandergeraten, dann miteinander einig geworden sind und nach dem Ende des Investiturstreits sich als ebenbürtige Verklärungsmächte anerkannten, haben ein Zeitalter geprägt, dass die Menschen an erster Stelle durch die Macht der Verklärung, an zweiter durch Formen höchster Strafandrohung in Bann hielt, das Hehre und Heilige im Verein mit geistlicher und weltlicher Gewalt über Verstand, Leib und Leben. Nicht allein die Titel Kaiser und König, und gar von Gottes Gnaden, nein, jeder Adelstitel und das bloße »von« dienen der Verklärung von Menschen, ihrer Überhöhung, die damit auch eine Antwort auf das Bedürfnis des Menschen nach Verehrung, ja eben nach Verklärung ist. Menschen werden nicht zu Helden rein aufgrund besonderer Taten, sondern verdanken sich als Helden der ehrenden Verklärung ihrer Taten als Heldentaten. Entsprechend ist nicht allein der Stellvertreter Gottes auf Erden und nicht nur der zum Spenden von Sakramenten Berufene, sondern jeder Priester, auch der des allgemeinen Priestertums, allein schon durch die Taufe ein durch Verklärung von Menschen durch Menschen erhöhter Mensch. Das Bedürfnis, als Mensch Menschen zu dienen und sie zu verehren, hat in der Gestalt des Christopherus seinen Ausdruck gefunden. Der legendäre Heilige, der das kleine Jesuskind, das dazu ausersehen war, der Christus zu sein, durch einen Fluss trug, ist Sinnbild des Menschen, der Diener des Höchsten ist.

21. Mai 2020, ein christlicher Feiertag: »Christi Himmelfahrt« steht im Kalender. Kein Mensch bleibt auf der Erde. Wie es das Alte Testament sagt: Aus Erde zur Erde. Das Matthäusevangelium, das Evangelium der Alten Kirche, hat daraus eine Alternative gemacht: Geht es nicht für ewig in den Himmel hoch über der Erde, dann auf ewig in die Hölle tief unter der Erde. Das sind die drei Orte, an denen sich alle der Macht Gottes beugen: »im Himmel«, »auf der Erde«, »unter der Erde«.[12] In dem Himmel über der Erde hat sich nie ein himmlischer Himmel gefunden, in der Erde weit unter der Erdoberfläche nie eine Hölle, Himmelfahrt und Höllenfahrt sind Werke menschlicher Phantasie. Im Bild-Buch des Neuen Testaments der Bibel neu in Erinnerung und zur Anschauung gebracht, teilt sich dem Leser und Hörer kein Wunder mit, sondern

etwas höchst Verwunderliches: dass das einmal, ohnegleichen in einer Realitätsfalle gefangen, als Realität die Gemüter bewegen konnte. Wer nach Colmar fährt, um sich den Isenheimer Altar von Grünewald anzusehen, sieht kein Wunder Gottes, sondern ein Wunder der Malerei. Dass Christi Himmelfahrt auch jetzt noch als Feiertag existiert, belegt nur, dass evangelische und katholische Christen unwillens und unfähig sind, Verantwortung für die Sonderlichkeiten ihrer Befriedigung des Verklärungsbedürfnisses zu übernehmen. Zeugnisse der Glaubenskunst sollen sehr wohl Zeugnisse von ihr bleiben, aber als solche gehören sie ins Museum und haben keinerlei Recht, durch einen bundesweit einzuhaltenden christlichen Feiertag in den Ruch der Erinnerung eines historischen Ereignisses zu kommen. Soll das Ereignis der Corona-Seuche den Menschen, der davon betroffen ist, sofern er religiös und in diesem Falle christlich ist, zu einer Neubesinnung seiner Christlichkeit führen? Angesichts des Einsatzes von Pflegern, Ärzten, wissenschaftlicher Forschung zur Therapie von Covid-19 ist die Art und Weise, wie das Bild der Himmelfahrt Christi einen ganzen Tag lang gefeiert wird, zu einer schlechten Farce für Menschen geworden, die guten Willens tätig sind.

Dietrich von Bern, einer der großen Helden der deutschen Heldensagen, wird von einem weißen Hirsch entrückt. Es geht nicht erst ins Grab, es geht gleich in den Himmel. Das hat dem hier Aufklärenden in der Kindheit gut gefallen, ja ihn berührt. Es gefällt ihm noch heute durch seinen poetischen Reiz. Aber selbst wenn Christi Himmelfahrt eine bekannte Mär wäre und kein orthodoxes Glaubensstück, könnte sie mit der die Phantasie verzaubernden Entrückung durch einen weißen Hirschen nicht mithalten. Auch lastet auf ihr der Versuch, als Realitätsbericht genommen zu werden: »und eine Wolke nahm ihn auf und entzog ihn ihren Augen.«[43] Auch bei der »Verklärung« (Transfiguration) musste es eine »lichte Wolke« sein, ihn vor den Augen der Jünger zu verschatten, um das Wunder nicht als Hokuspokus erscheinen zu lassen.[44] Erweist sich im Alten Testament ein geglaubter Volksgott durch den Sieg über ein anderes Volk mit einem anderen Gott als der stärkere, dann ist er wirklich *unser*, ja dann ist er wirklich *Gott*. Das ist eine verständliche und überzeugende Art und Weise, einen

Gott als Gott zu erproben. Der geglaubte Gott, der in den Evangelien des Neuen Testaments auftritt, wirkt dagegen oft geradezu peinlich, wenn er sich durch Wundertaten als Christus, als der Gesalbte des Herrn glaubhaft machen will. Ein besonders krasses Beispiel dafür sind die Brot- und Fischspeisungen, die der um das Geglaubtwerden werbende »Gott« einmal durch Blick auf fünf Brote, ein andermal auf sieben, Blicke, die sich in den Himmel zu Gottvater wenden, bewerkstelligt. Dadurch werden einmal fünftausend Mann (andres), ein andermal viertausend mehr als satt, Körbe voller Brotbrocken bleiben übrig.[45] Als daraufhin die Jünger ihm immer noch nicht alles zutrauen, also Mangel an Gottvertrauen haben, ruft er verzweifelt, wenn nicht wütend aus: »Begreift ihr denn noch immer nicht, versteht ihr noch immer nicht?«[46] In diesem Falle ist die dumme Rede »weniger wäre mehr gewesen« wirklich einmal am Platze. Wie kann ausgerechnet einer für sein Als-Gott-geglaubt-Werden werben, dass er nicht auf die Wohltat des Sättigens verweist, sondern das reine Imponiergehabe ins Spiel bringt? Wer diese Geschichten aufschrieb, verfügte nicht über das Talent, das menschliche Grundbedürfnis nach Verklärtwerden und Verklärung zu befriedigen. Er verdichtete mit diesen Großwundern die durch die Corona-Krise angestoßene Infragestellung geistlicher Lebensformen.

DIE NATUR
IST ZURÜCK

Die Erde meldet sich

Der Mensch hat auf der Erde, und nur auf ihr, zu seinem Leben, Leben Fortzeugen und Sterben gefunden. Sie ist sein Gastwirt. Sie hat die Bedingungen vorgegeben, unter denen er zu seinem Leben und Lebenserhalt findet. Nie hat sie freilich versprochen, nichts als gastlich und nichts als wirtlich zu sein. Es gab immer wieder Zeiten, da musste der Mensch, im Bilde gesprochen, sich an ihr festklammern, um auf ihr bleiben zu können. Wärme- und Kältezeiten der unerträglichen Art, Seebeben und Erdbeben, Vulkanausbrüche und Sintflut gehören zu den Lebens- und Überlebenserfahrungen des Menschen. Jetzt ruft die Corona-Seuche die Erinnerung an Epidemien und Pandemien zurück ins Bewusstsein und mit ihnen die Tatsache, dass nicht die rohen Naturgewalten allein unwirtliche und ungastliche Möglichkeiten der Erde manifestieren, sondern auch Mitbewohner der Erde, die das Lebewesen Mensch als Gastwirt zu nutzen verstehen.

Natur – das ist die Schöpfung ohne Gott, das von selbst Gewordene. Der Gott des Alten Testaments, der in sechs Tagen die Wirklichkeit schuf, die den Menschen sein Leben auf Erden leben lässt und der, bevor er die strafende Sintflut herbeiführte, für die Rettung der Tierwelt sorgte, hat das Virus Sars-CoV-2 nicht vorgesehen und vorhergesehen. Als dauerhafte Feindschaft zwischen Mensch und Natur sah er allein die zwischen dem Nachwuchs Evas und dem Nachwuchs der Paradiesschlange vor. Der Mensch jedoch erfährt die Natur in einem viel größeren Umfang als feindlich, sowohl die Natur der Erde mit ihren Naturgewalten als auch das auf der Erde von Natur Gewordene.

Freund und Feind, lieben und hassen – wer so denkt und spricht, ist mitten im Verklären. Die feindliche Natur, die Natur als Feind, das ist eine Transfiguration der Natur. Wer sich dieses Feindes als eines Feindes annimmt, verklärt auch schon sich selbst. Erfolgreiche Kämpfer gegen Feinde werden für Menschen zu Helden, zu Halbgöttern. Eben war noch die Schwedin Greta Thunberg in aller Munde, die den Kampf gegen die Erderwärmung als Kampf gegen die Wissenschaftsignoranz der politischen und wirtschaftlichen Eliten in Bewegung gebracht hat. Es dauerte nicht lang, dann wurde sie auch schon als Heldin und Heroin gehandelt.[47] Der griechische Mythos hat den Allerweltshelden Herakles geschaffen, dem kein rohes Tier zu ungeheuerlich an Gestalt und Stärke war, kein Löwe, Eber, Stier und Seeungeheuer, keine Hydra und Hirschkuh, um sie nicht umgehend zu erledigen. Es bedarf der Helden, um die Erde bewohnbar zu machen, wie es zuvor schon das Gilgameschepos erzählt. Hat ein europäischer Präsident dem Coronavirus den Krieg erklärt, dann hat die Führung dieses Krieges sogleich Helden hervorgebracht, in diesem Falle nicht Patienten, die mit und ohne Erfolg um ihr Leben kämpften, sondern Ärzte und Pfleger, die die Ansteckung riskierten, um Patienten therapeutisch beizustehen. Der gute Streit (agathê eris), wie Hesiod die Konkurrenz unter Menschen nennt, bringt keine Helden hervor. Es muss der mit einem Feind sein, der Kampf auf Leben und Tod. Eigentlich bedarf der Kampf gegen Menschen und der gegen Viren höchster Aufklärung über die besten Waffen: Das überlegene Zündnadelgewehr der Preußen siegte in Königsgrätz, das dem Virus überlegene Serum besiegte die Cholera. Doch noch immer macht ein höchster Einsatz von Menschen gegen Menschen und für Menschen mit tödlichen Waffen die Tötenden zu Helden, die Getöteten zu Feinden. Die Verklärung beherrscht die Szene der gegen Mensch und Natur (Tier) erfolgreich ergriffenen Maßnahmen zur Tötung. Da feiert der Mensch den Menschen, indem er ihn verklärt. Vielleicht wird in Zeiten fortschrittlicher Entwicklung von Künstlicher Intelligenz das menschliche Verklärungs- und Selbstverklärungsbedürfnis zum Verschwinden gebracht. Autonome Waffen könnten den endgültigen Tod des kriegerischen Helden bedeuten. Ein Serum dagegen, das gegen die Infektion mit Sars-CoV-2 verlässlich immun macht, brächte Pfleger und Ärzte nicht um die Möglichkeit des Heldentums. Vielleicht stehen ja schon Sars-CoV-3 und Sars-CoV-4 bereit, um für Sars-CoV-2 in die Bresche zu springen.

Natur wird vom Zufall regiert

Mit dem Zurück der Natur ist auch der Zufall zurück, der alle Vorbestimmung dessen, was mit dem Menschen auf der Erde passiert, gleich einem frischen Wind wegbläst, um die Gegenreden nicht als Lüge zu entlarven, nein, die haben sich ja ernsthaft etwas dabei gedacht, sondern als Witz, als Wissen aus lauter Luftblasen. Wenn es ein Absolutes gibt, das nicht erdichtet und erdacht, sondern erkennbar ist, dann die absolute Zufälligkeit allen Naturgeschehens: Kausalität über Kausalität, aber keine causa finalis. Natur ruht nicht. Natur ist Naturgeschehen. Die Landschaft, die ruhig ausgebreitet vor Augen liegt, als hielte sie den Atem an, gesehen vom Hügel einer Palladio-Villa im Veneto; die spiegelglatte Fläche des Sees kurz vor Sonnenaufgang, von keinem Lufthauch und keinem Fischerboot in Unruhe versetzt, und alles ist voller Geschehen. Das Naturgeschehen im Großen und Kleinen, das kosmische und evolutionäre bis zum atomaren, ist in seiner Sinnlosigkeit die weiße Leinwand des Künstlers Mensch. Doch da schickt ein philosophisch Interessierter dem erhellend Aufklärenden das Zitat eines Physikers zu, um der Aufklärung Grenzen zu setzen: »Ich glaube«, so setzt der Physiker ein, »dass wir nicht sinnlos und zufällig hier sind, sondern dass wir mit unserem Dasein einen bestimmten Zweck erfüllen, dass dem kosmischen Geschehen ein Plan zugrunde liegt, den wir nicht durchschauen, dessen Ziel in der Zukunft liegt.« Auch das ist ein Geschehen: Der Physiker wechselt von der Natur in die Übernatur; er wird, wie so viele seines Metiers von Thales an, zum Metaphysiker. Ein Künstler versieht die weiße Leinwand mit Zeichen.

Mit dem Ausbruch der Corona-Seuche haben auch schon ihre Sinngebungen eingesetzt. Das setzt sich in den folgenden Monaten fort. Jeden Tag erscheinen in den Zeitungen neue, oft deutlich an die Persönlichkeit und Einstellung des Sinngebers gebunden. Das ist auch deren gutes Recht, weil sie frei dazu sind. Keine Logik, keine Wissenschaft, kein Gesetz fällt ihnen ins Wort, solange nur klar ist, dass sie es sind, die dem Geschehen zu einer besonderen Bedeutung verhelfen, die nicht im Geschehen selbst liegt. Der von Amt für den Christusglauben Tätige, der vehement verneint, die Corona-Seuche könne etwas anderes als Zufall sein, nein, ein Strafgericht Gottes sei das auf keinen Fall, weiß dann aber nicht mehr für die Christusgläubigen zu tun, als ihnen seelsorgerisch zu versichern, »dass wir deshalb nicht von Gott verlassen sind«.[48] Damit hat er sich von jeder Sinngebung ausgeschlossen, und dies mit dem dürftigen Trost, dass der Gott, der mit einem weltweiten Unheil nichts zu schaffen habe, dennoch der Gott sei. Doch es ist auch klug, sich der Sinngebung zu enthalten, weil vielfach die Freiheit dazu missbraucht wird, sich zu einer Preisung der herrschenden Seuche zu versteigen, dass sie zum Glück gekommen sei, um den Menschen, auf den sie gestoßen ist, grundlegend zum Guten zu verändern. Nein, solchem Vorgehen ist prinzipiell nicht zuzustimmen. Eine Sinngebung der Seuche, der nicht die Überzeugung zugrunde liegt, dass sie weit besser nie gekommen wäre, hat nichts Menschliches im Sinn. Jeder Gedanke daran, menschliches Leiden und Sterben zur »Läuterung« des Menschen zu instrumentalisieren, ist, wenn nicht Religion, dann schlimmer Religionsersatz.

Die Welt, die Natur, den Menschen von jeder Wesensbestimmung frei zu wissen, stellt eine große, ja lebensentscheidende Befreiung für den Menschen dar. Nichts als dem Zufall überantwortet, macht das eigene und der Anderen Leben erst zu dem Wagnis, das es ist. Gerade die Tatsache, dass Naturgeschehen absoluter Zufall ist, gibt dem Menschen die Chance, so zu leben und zu handeln, dass er sich selbst und Anderen notwendig wird. Sich selbst ernst zu nehmen und sich selbst notwendig zu werden, ist für den Künstler der Lebensteilung die nächstliegende Form der Selbstverklärung und so der erste Eintrag auf der weißen Leinwand, die menschlicher Künstlerschaft vorgegeben ist. Jedes Naturgeschehen, das in seiner Zufälligkeit einen Menschen ernster, also im Rahmen seiner künstlerischen Selbstgestaltung belangt, ist mit Notwendigkeit eine Herausforderung des Künstlers Mensch. Damit ist aber auch die Corona-Seuche notwendig mit im Spiel, wenn der Mensch seinem Grundbedürfnis nach Selbstverklärung nachkommt. Liebe, dieses große Wort aus dem Wortschatz der Verklärung, spricht nicht nur die geschlechtliche und die fürsorgliche Liebe aus, sondern auch die Liebe zum Leben. Das aber ist in der Tat eine große menschliche Möglichkeit in Zeiten miterlebter pandemischer Bedrohung, den Anstoß wahrzunehmen, neu und noch wacher das Leben zu lieben, anstatt es zu Zerstreuungen zu instrumentalisieren, die zwar keine Flucht vor dem Leben, sehr wohl aber ein Unvermögen zur Lebensliebe darstellen. Die erneuerte und gestärkte Zuwendung zum Leben, zum eigenen und zu dem Anderer, ist keine Sinngebung der Seuche, schon gar keine Konkurrenz zu der Vielzahl von Sinngebungen, die im anvisierten Post-Corona das Versprechen einer besseren Welt gegeben sehen, sondern ist einfach ein Stück Lebenskunst, über die jeder Mensch in dieser und jener Weise verfügt, die Kunst, in sich das eigene Ja zum Leben in seinem Ernst, in seiner Notwendigkeit und in seiner Einzigartigkeit vernehmlicher werden zu lassen. Wer an die Lebenskunst erinnert wird, die in ihm steckt, an die Kunst, das Leben gelingend mit Anderen zu teilen, dem wird das Leben als Spaß, das heißt als Zerstreuung und Zeitvertreib, keinen Spaß mehr machen. Es ist ein Leben ohne Selbsthaftigkeit: ohne selbsthaften Einsatz und selbsthafte Beteiligung, ein Leben ohne Selbstverantwortung. Das Selbst eines Menschen aber, das sich in ihm von seiner ersten Stunde an durch Umgang mit anderem Selbstsein entwickelt und nie aufhört, sich weiter zu entwickeln, ist ein Kleinod, kostbar für ihn selbst und für die Anderen. Der Lebenskünstler lebt und agiert nie anders, als dass er es ins Spiel bringt. Die Empfindung der herrschenden Seuche als Bedrohung zeigt eine Bedrohung des eigenen Selbst an; sie belangt das Selbst und verlangt nach ihm. Lebensliebe ist das treffende verklärende Wort für die selbsthafte Verantwortung des Lebens.

Schicksalhafter Zufall

Zufall ist ein Wort der Aufklärung, Schicksal ein Wort der Verklärung; beides geht zusammen, weil der Mensch ein Lebewesen und ein Künstler ist, weil er weiß, wer er ist, und er sich doch ein Rätsel ist und bleibt. Die maßgebliche Rolle spielt dabei das entwickelte Selbst. Zunächst einmal ist nämlich für des Selbst Zufall nicht gleich Zufall. Ist es nicht ein alltäglicher, sondern ein für das Leben relevanter und eben das Selbst belangender, dann ist die Art und Weise, wie es dem Zufall begegnet und ihn sich als lebenspraktisch bedeutsam aneignet, alternativ: freundlich oder feindlich. Dadurch verwandelt sich der Zufall. Er bleibt ein Naturgeschehen und damit etwas Sinnloses, erhält nun aber doch, weil er das Selbst herausfordert, durch das Selbst und für es einen Sinn, und dies wieder als Alternative: Ein Zufall (tychê) mit lebenspraktischer Relevanz ist entweder ein Glücksfall (eutychia) oder ein Unglücksfall (dystychia). Glück und Unglück sind Verklärungswörter, die den Zufall verwandeln. Sie belassen ihn nicht dabei, das Naturgeschehen zu sein, das er ist, sondern bringen ihn als ein Geschehen für das Selbst zur Sprache. Naturgeschehen für sich, wie Wissenschaft es zu betrachten hat, schafft Fakten, nicht aber Gutes und Schlechtes. Erst wenn es die Selbstsphäre des Menschen berührt, kann von so etwas die Rede sein. Frühjahrskälte, die eine Fruchtblüte vernichtet, Feuer, das ein Getreidefeld in Flammen aufgehen lässt, sind als das, was damit dem Bauern geschieht, diesseits aller Wissenschaft Geschehnisse in der Selbstsphäre des Bauern. In christlicher Tradition liegt es nahe, dass er sie christlich verflucht und solcherweise verklärt. Urteilt menschliches Selbst als bedrohtes und betroffenes, dann erfährt es die Corona-Pandemie eindeutig als Unglück, nicht als Glück. Diesem Zufall begegnet es feindlich, auf Abwehr der Infektion durch das Virus und seine endgültige Eliminierung bedacht. Das ist keine religiöse »Kontingenzbewältigung«, die einen Glücksfall als Belohnung oder reine Gnade, einen Unglücksfall als Strafe und Rache verklärt, um dadurch dem Zufall seine Zufälligkeit zu nehmen. Das alternative Verhältnis des Selbst zu einem Zufall erkennt den Zufall als Zufall an. Ist er ein Glücksfall, will es ihn nach Möglichkeit für sich nützen, wenn ein Unglücksfall, nach Möglichkeit meistern, wie jetzt die Natur, die in der Gestalt des Virus Sars-CoV-2 zum Feind geworden ist.

Höhere Gewalt (vis maior) kommt nicht von »ganz oben«, sondern meint die Kräfte der Natur, sofern sie mächtiger und kräftiger sind als die Kräfte des Menschen. Dieser Rechtsbegriff sichert den Menschen davor, für etwas in die Pflicht genommen zu werden, an dem er nicht Schuld hat, ja unmöglich Schuld haben kann. Er dient aber nicht dazu, menschliche Sorglosigkeit und Unvorsichtigkeit zu entschuldigen. Nun mehren sich derzeit weiter die Stimmen derer, die Politik und Pharmaindustrie vorwerfen, schuld daran zu sein, dass der Mensch beim Ausbruch der Corona-Pandemie dem neuen, unbekannten Krankheitserreger nichts entgegenzusetzen hatte. Wichtige Erforschungen von Impfstoffen gegen Coronaviren waren eingestellt worden mangels Aussicht auf Profit, obwohl SARS (Severe Acute Respiratory Syndrome) 2002 in China aufgetreten war und Gefährlichkeit wie Unberechenbarkeit der Coronaviren vorführte. Der Vorwurf ist begründet, rechtfertigt er aber auch die Behauptung »Der Ausbruch dieser Pandemie war vorherzusehen«, die genauer sagen will: »Es kam, wie es kommen musste«? Nein, das ist nicht gut möglich. Diesseits von Verschwörungstheorien ist daran festzuhalten, dass das, was Anfang des Jahres 2020 zum Ausbruch der Pandemie führte, ein Naturgeschehen und als dieses ein Zufall war. Weder die Zeit noch der Ort des Übersprungs des Virus vom Tier auf den Menschen waren vorherzusehen, weil das noch heute unbekannte Virus nicht vorherzusehen war. Die gravierenden Versäumnisse der politischen Lenkung medizinischer und pharmakologischer Forschung machen aus der herrschenden Krise kein Stück sorglos verspielter Providenz.

Kommt ein Kind gesund zur Welt, hat es also Glück und haben zunächst die Eltern das Glück, dann wird für die Eltern und später für das Kind der Glücksfall, zumal er in Wohlstandsländern der Regelfall ist, nicht zum Schicksal. Wird dagegen ein Kind mit Spina bifida geboren, dann ist das, was den Eltern da ungewollt und unverschuldet zufällt, ein Unglücksfall, den sie und das Kind auszutragen haben. Dieser Zufall ist für sie und für das Kind ein Schicksalsschlag. Etwas, das einem Leben anhaftet als Last und nur schwer zu ertragen ist, solange es lebt und überlebt, wird als schicksalhaftes Unglück erfahren und in Kulturen, die jedes menschliche Leben für ein menschliches Leben ansehen, als Schicksal angenommen und, soweit es nur geht, ertragen. Der Ausbruch der Corona-Pandemie im Jahre 2020 hat die menschliche Zeitgenossenschaft als ein Schicksalsschlag getroffen. Doch Schicksal und Geschick sind für das menschliche Lebensverständnis schwergewichtige Wörter, mit denen nicht leichtfertig umgegangen werden darf. Wird der Ganzheitsblick auf »alle Völker«

und eben auf alle Menschen bis hin zum Einzelnen differenziert, dann ist die Teilhabe an diesem Gemeingeschick, wenn es überhaupt noch als Geschick und Schicksal erfahren wird, von höchst ungleicher Art. Wird das alle Gemüter beherrschende Weltereignis für einen Menschen zum Schicksal, dann ist das nächstliegende Verständnis davon, dass für ihn die äußerste Bedrohung, die von diesem Ereignis ausgeht, die Lebensbedrohung, wahr geworden ist: Ein Nächster ist an Covid-19 gestorben oder er selbst daran schwer erkrankt. Führen wirtschaftliche Folgen der Corona-Krise zur gesellschaftlichen Herabsetzung, weil die selbstgeschaffene bürgerliche Existenz auf Dauer schwer geschädigt oder vernichtet ist, dann kann auch das den Zufall zu einem schicksalhaften machen: Der Betroffene trägt ein Leben daran. Das Naturgeschehen spielt dann nicht Schicksal, das eigentlich Sache diviner Mächte wie der nordischen Nornen wäre, sondern ist Schicksal. Diese erhellend aufklärende Sicht macht den Gedanken von Geschick und Schicksal frei, seinen echten Ernst zu gewinnen: kein Weltplan, keine Vorsehung ist im Spiel, sondern das Naturgeschehen mit seiner Zufälligkeit. Wie Natur damit nichts Zweitrangiges mehr ist im Spiel der Kräfte neben einem Göttlichen, so ist auch der Zufall aufgewertet. Er spricht nicht mehr als Pejorativ, das ihn denunziert, den Blick auf die Finalität aller Dinge zu verstellen, sondern wird zu einem Faktor menschlichen Schicksals.

Schicksalhafte Zufälle sind nicht auf Naturgeschehen beschränkt, die den Menschen treffen. Mehr noch als Naturgeschehen ist es menschliches Geschehen, Geschehen unter Menschen, durch das Zufälle zum Schicksal werden. Der Zufall, der einen Nächsten zu Tode kommen lässt, ein Autounfall, der Eltern ihr einziges Kind nimmt, ist ein Zufall, der als Unglücksfall nicht selten zum Schicksal wird: Die Eltern tragen ein Leben daran. Gleich stark wie der Tod ist es die Liebe, die aus dem Zufall eines ersten Sehens und einer ersten Begegnung für den Einen oder beide zum Schicksal wird. Dante sieht Beatrice. Beide sind neun Jahre alt, Dante Ende, Beatrice Anfang neun. Mit einem Schlag ist in Dante der Geist des Lebens erwacht, der, weit stärker als der natürliche und animalische Geist mit seinen Wahrnehmungen, Empfindungen und Begehrungen, das eigenste Selbst fortan beherrschen wird: die Liebe. Da das Wort Liebe, als menschliches unter Menschen gebraucht, bereits ein Wort der Verklärung ist, kommt durch Dante nichts Neues hinzu, wenn er als Dichter seine Amore als Göttliches anspricht. Es bleibt dabei: Mit neun sieht Dante aus Zufall Beatrice, der als »Liebe auf den ersten Blick« für ihn schicksalhaft wird. Mit achtzehn sieht er sie ein zweites Mal. Diesmal bleibt es nicht beim Blick. Sie wendet ihre Augen zu ihm und zum ersten Mal »bewegen« sich Worte von ihr, um an seine Ohren zu kommen. Ihr so süßes Grüßen (lo suo dolcissimo salutare) machte diese Verbindung der Herzen für immer zu seinem Schicksal.[49]

Nicht allein der Zufall, der ein Unglücksfall ist, kann schicksalhaft sein, sondern auch einer, der ein Glücksfall ist. Schicksal ist in diesem Falle kein Schicksalsschlag, sondern ein gutes Schicksal (eutychia, agathê moira[50]). Wie aber der Tod eines Menschen von den Betroffenen nicht notwendig als Unglück erfahren werden muss, so auch Liebe nicht notwendig als Glück. Leben zwei, die sich einander bis zum Tod versprochen haben, vorweg in der Sorge, dass wohl der Eine vor dem Anderen gehen wird, und kann den Einen dann auch in der Tat der Tod des Anderen vor Schmerz versteinern lassen, unfähig zur Empfindung von Trauer, wie es ein Neunzigjähriger einem Freunde anvertraute, als er Witwer wurde, dann ist doch beiden ein Leben lang der Tod kein Feind gewesen, sondern ein Halt, ein Garant dafür, dass das Leben des Anderen und das eigene durch ihn nicht nur sein Ende, sondern auch seine Vollendung findet. Ist jemand nicht durch ein »Leben« nach dem Tode, das Himmel oder Hölle, Lohn oder Strafe, wie es Platon (Phaidon), das Matthäusevangelium und Kants praktische Philosophie versprechen, verklärt, sondern weiß er, dass ihm die ewige, man möchte sagen paradiesische Ruhe blüht, dann wird er, durfte er alt werden und das Schwinden der Lebenskräfte erfahren, den Tod, zumal den sanften, auch willkommen heißen können. Was die Liebe betrifft, so ist sie in umgekehrter Entsprechung nicht notwendig ein Glück. Romanciers wie Constant, Stendhal, Fromentin, de Maupassant, Proust bevorzugen die nicht erwiderte, unerfüllte, unglückliche, dramatisch gescheiterte Liebe. Dante hat die Liebe anders erfahren und gedichtet. Er hat Beatrice, die mit neun in der Tiefe seines Herzens den Geist des Lebens, die Liebe, erweckte, dreimal gesehen, zuletzt kurz vor ihrem frühen Tod. Sie beherrschte, um es angemessen verklärt zu sagen, sein Herz, gerade auch das des Künstlers, auf schicksalhafte Weise, nicht als Glück, schon gar nicht als Unglück, sondern als gutes Schicksal. Eine einer weniger traumhaften und dichterischen Phantasie übereignete Liebe aus schicksalhaftem Zufall ist menschenalte und menschenweite Erfahrung: Zufall als Schicksal. Sagt ein glücklicher Vater seinen Kindern, dass glückliche Ehen im Himmel geschlossen werden, dann muss er an keinen Gott glauben; es genügt, dass er über Lebenspoesie verfügt.

NATURBEHERRSCHUNG ALS
ZUFALLSBEHERRSCHUNG

Menschliche Allmacht oder Der Mensch ist an allem schuld

Erhellender Aufklärung ist der Gedanke nicht fern, dass die philosophisch-theologische Erfindung göttlicher Allmacht, die alles der Güte und der Gerechtigkeit Gottes und das heißt genauer seinem Willen und seiner Willkür überlässt, der verdeckte Anspruch des Menschen an sich selbst ist, sei es unbewusst oder sogar bewusst. Wie der Chor in dem berühmten Lied der Antigone[51] es weiß, ist nichts und niemand mehr zu fürchten als der Mensch, der die Natur bewältigt: das Meer, die Erde, alles Getier, auch das wildeste, Kälte und Sturm. Nur dem Hades wusste er nicht zu entgehen. Fast möchte man lesen: noch nicht. Geht es nach diesem Chor, dann wäre für den durch Sprach- und Denkvermögen so außerordentlichen Menschen auch Corona kein Problem gewesen, hat er doch Mittel selbst gegen Krankheiten gefunden, die eigentlich nicht zu heilen waren. Fazit des Chors: Er war auf nichts, was kommt, unvorbereitet. Einen blanken Zufall konnte es für ihn nicht geben. Obwohl der Chor die Erde die Mutter der Götter nennt,[52] hat er den Menschen mit Allmachtsphantasien nimbiert. Hier zeigt sich früh, dass der Mensch Götter und Gott erfinden musste, um den Anspruch gegen sich selbst formulieren zu können. Bleibt für das alte Europa und mit ihm für die ganze alte Welt das unzeitliche und unvergängliche, das heißt todlose Leben eine Sache jenseits menschlicher Möglichkeiten, dann wird zum Ende des 20. Jahrhunderts der Ruf aus Silicon Valley immer vernehmlicher, dass ab sofort das Projekt todloses Leben ein Anspruch des realen Menschen gegen sich selbst geworden ist.[53] In zwanzig Jahren, so wissen es die führenden Leute in diesem Tal, gibt es keine lebensverkürzenden Krankheiten mehr. Was der Mensch auf sehr gewagten poetischen Wegen Divinem zugetraut hat, traut er sich nun selbst zu. Der schöpferische Glaube entdeckt sich im Ganzen als menschliche Selbstherausforderung. Das ist für den alten Gedanken von menschlicher Schuld und göttlicher Strafe äußerst aufschlussreich.

Jetzt will der Mensch an allem schuldig sein, weil er sich für alles zuständig erklärt. Der Einbruch des Coronavirus ist dann rein des Menschen schuld, dies aber nicht, weil in Wuhan die Hygiene gefehlt hat, sondern weil es prinzipiell seine Aufgabe ist, gegen alle Zufälle gewappnet zu sein. Es gibt kein Schicksal, außer dem, das der Mensch sich selbst macht. Tragisch-interessant sind in diesem Zusammenhang die Selbstzuweisungen von »Schuld« der Holocaust-Überlebenden. Spielte nicht Krankheit (Depressivität) dabei eine entscheidende Rolle, könnte man klar darin den Anspruch erkennen, dass es nicht günstige Zufälle waren, denen sie ihr Überleben verdanken, sondern dass sie es selbst waren, wider bessere Gesinnung nicht das völkische Geschick zu teilen. Sie nehmen ganz offensichtlich nicht zum jüdischen Volksgott Zuflucht, um sich gläubig, also am Volksglauben mitdichtend, sagen zu können und sagen zu wollen, dass Gott sie als Überlebende auserwählt hat. Falls sie gottgläubig sind, wünschen, ja fordern sie von Gott stattdessen die Gleichbehandlung mit ihren Leidensgenossen.

Religionen, die *alles* Sein und Geschehen auf *einen* Gott zurückführen, sind der klarste und stärkste Beweis dafür, dass der Mensch Allmachtsphantasien für sich selbst hegt. Die christliche Religion ist in dieser Hinsicht einen außerordentlich klugen Weg gegangen: Sie hat den Menschen schuldig gemacht, der Mensch zu sein, der er ist. Es ist die anmaßendste Schuld, die sich der Mensch denken kann: Er ist schuld an sich selbst und an allem, was mit ihm geschieht, was in Kürze heißt: Er ist an allem schuld. Diese Schuld hat nach orthodoxer protestantischer Lehre die Tat Adams in die Welt gebracht, der sie für alle Menschen getan hat. Sie ist durch ihn eine Schuld aller Menschen, ist, wie Karl Barth sagt, »(d)ie eine Menschheitssünde«.[54] Auf dem Wege über den Menschen, der ganz an sich selbst schuld ist, weil er nicht mehr der Mensch Gottes, sondern der abgefallene Mensch ist, hat er mit dem Gott gleich auch noch die Evolution außer Kraft gesetzt: Nicht Gott hat ihn so gemacht, wie er ist, auch nicht die Natur, sondern rein er selbst. Ist Gott der Allmächtige, der sein Volk, wann immer er will, siegen lassen kann, ja, der selbst mächtig genug ist, die Gesetze der Natur außer Kraft zu setzen und zum Beispiel die Sonne gen Gibeon »stillstehen lassen kann wohl für einen Tag«,[55] damit sein Volk, wo es neu siedeln will, die vorherigen Bewohner vernichtend schlagen und vertreiben kann, ein Gott, der auch die Welt gemacht hat, dann bezeugt das als Erstes die Allmachtsphantasie für sich selbst, die der mitschöpferisch Gläubige seinem geglaubten Gott anträgt. Die Besonderheit des christlichen Glaubens wendet deutlich mehr Glaubenskunst auf, um den Allmachtsanspruch des Menschen in seiner ganzen Fülle zu entfalten. Schöpfer der Welt zu sein, ist der Selbstauftrag an die geistig-wissenschaftlichen Kräfte des Menschen: Forschen, wie sich Leben auf seine Entwicklungsbahn schicken lässt, forschen, wie sich ein Urknall auslösen lässt. Das wäre alles eine Sache der aufklärenden Vermögen des Menschen. Doch der Christenglaube bringt stärker als die aufklärenden die verklärenden Kräfte ins Spiel, in diesem Falle die moralischen. Der Mensch ist auf der Erde und nicht im Himmel, er lebt ein endliches und kein ewiges Leben, er lebt fern, ja entfremdet von Gott und nicht bei ihm, weil der erste Mensch, der bei Gott war, eine »unmögliche« Tat vollbracht hat: Er hat sein Verbot nicht geachtet.[56] Dadurch sei von dichterischer Frühe bis zur heutigen Realität die Erde des Menschen eine »unmögliche«, »absurde« und »irrationale«. Die Selbstsicherheit des Menschen in seinem Verklären, wenn es nicht sogar bisweilen Hochmut ist, erstaunt immer wieder einmal: Der verklärende Mensch kritisiert mit den kritischen Wörtern der Aufklärung die Aufklärung. Der gläubige Mensch übt seine im Glauben insgeheim erwirkte Allmacht, indem er erklärt, er sei an seiner gesamten Lebenswirklichkeit schuld, die als die des »unmöglichen« Lebens für ihn eben gar keine Wirklichkeit darstellt. Karl Barth nennt sie ein mê on, ein Nichtseiendes, und das eben heißt ein Nichtwirkliches. Die wissenschaftliche Perspektive, die auf den Grund von allem zielt, um aufklärend für die Lebenswirklichkeit als Wirklichkeit zu wirken, liegt nicht mehr in seinem Gesichtsfeld. Er braucht das verklärend Moralische, das anmaßende schuld-an-allem, um den dramatischen Geschichtsgang des religiös sich selbst verklärenden Menschen in Gang setzen und erzählen zu können: seinen Gang vom Himmel auf die Erde und zurück in den Himmel, und dies als die Aufführung des Dramas von Schuld und Sühne, von Sünde und Erlösung von der Sünde.

Menschliche Allmacht oder
Der Mensch kann alles selber machen

Das Neue, das der Mensch schafft, das in der Welt nicht durch
Naturkräfte und Naturgeschehen wirklich ist, sind Werke des
Menschen als des Techniten, sind Werke des Künstlers und des
Technikers. Beide stehen für die hybride Natur des Menschen,
was zur Folge hat, dass in Künsten ein gutes Maß Technik stecken kann, in Techniken ein gutes Maß Kunst. Das geht bei einzelnen »Künsten« und »Techniken« bis zur Ausgewogenheit von
Kunst und Technik. Kunst und Wissenschaft unterscheiden sich
dennoch von Grund auf, so nah sie im Leben, gerade auch im Leben eines einzelnen Menschen, zusammenkommen. Beider Frei-
heitsimpuls ist ein unterschiedener: Die Freiheit der Kunst ist die
des Gestaltens und Veränderns, die Freiheit der Technik die des
Machens und Verfertigens, die auf der Freiheit der Wissenschaft
als der des Forschens und Wissens aufruht. Die Kunst verklärt
und überhöht nach Möglichkeit die Natur, die Technik macht sie
sich nach Möglichkeit zu eigen, und dies in weitester Absicht so,
dass sie, was die Natur »macht«, selber macht, dann aber zumeist
besser. Die Welt der Kunst ist die Welt des Belebenden und Be-
geisternden (Begeistenden), die Welt der Technik die der Mittel
und Instrumente. Kunst im Ganzen von Kunstschaffendem und
wahrnehmend-verstehender mitschaffender Öffentlichkeit ist immer l'art pour l'art. Das Kunstwerk als gebend-geschaffenes und
aufnehmend-mitgeschaffenes genügt sich selbst im Selbstgenügen
des Schaffenden und der Mitschaffenden. Das Werk der Technik
hat kein Genügen an sich selbst, weder für den Hersteller noch für
den Nutzer. Es gibt freilich in Technik Verliebte, die am Funktionieren der Technik eines Werkes der Technik ihr Genügen haben:
Sie fahren Auto, um Auto zu fahren. Das hebt die Regel nicht auf,
dass Autos dazu gebaut sind, den Nutzer von A nach B zu bringen,
dass Lebensmittel bereitgestellt sind, um für das Leben genutzt zu
werden. Und noch eine gewagte These: Werke der Kunst stellen
den Menschen in Frage, wie er ist, Werke der Technik befördern
den Menschen, wie er ist. Beleben und Begeistern steht gegen Zivi-
lisieren und Modernisieren. Kunst lotet die Grenzen der Empfind-

samkeit und Ausdrucksfähigkeit, Technik die Grenzen der Belastbarkeit und Zuträglichkeit aus.

Die Vorhaben der Technik sind Folgerungen aus dem Vorhaben der in Technik umsetzbaren Wissenschaft. Der Impuls menschlichen Wissenwollens ist zutiefst nicht Neugier, kein Sich-kundigmachen-Wollen in der Welt der menschlichen Möglichkeiten, sondern ist ungleich zielgerichteter: Es ist der Impuls, das Gewusste, das eine Entdeckung der Natur ist, selber machen bzw. zum Selbermachen nutzen zu können. Auf Natur gerichtetes wissenschaftliches Wissenwollen bezeugt keinen Willen, sich an dem zu Wissenden zu delektieren, wie es philosophische Ideologen einem »echten« theôrein andichten, das sich in der gelassenen Schau der wahren Wirklichkeit der Dinge vollende. Das lässt von vornherein der nötige, auf wissenschaftlichem Wissen beruhende Kampf gegen die feindliche Natur nicht zu, vor allem aber nicht der die entsprechenden Wissenschaften beherrschende Impuls, das gewonnene Wissen technisch zu nutzen. Im Wissenwollen ist der Grund für menschliche Allmachtsphantasie gelegt, sich von technischer Revolution zu technischer Revolution unbeirrbar der Allmacht anzunähern.

Der aufgeklärte und sich aufklärende Mensch ist nicht weniger auf Allmacht ausgerichtet als der verklärende und sich verklärende Mensch, nur eben gänzlich anders. Hat Verklärung aus »Der Mensch ist das Maß aller Dinge« zur insgeheimen Verdeckung menschlichen Allmachtsanspruchs das »Gott ist das Maß aller Dinge« gemacht,[57] dann Aufklärung den technisch Versiertesten. Das aber ist der, der nichts mehr dem Zufall überlässt, das heißt dem, was von Natur aus geschieht. Kommt, wie mit dem Einbruch des Coronavirus im Jahre 2020, der Zufall der Natur dem Menschen zuvor, dann trifft die Natur keine Schuld an dem, was durch die Pandemie passiert, sondern der Mensch, der bewusst oder unbewusst den Allmachtsanspruch verkörpert, weist Menschen die Schuld zu. Wie es sich trifft, sind es die Reichsten der Welt und die Oberen im Silicon Valley, die sich sicher sind, dass, wenn nicht bereits vollends heute, spätestens in einem nicht fernen Morgen Krankheit, Alter und Tod, die Pandora aus ihrer Büchse als das Menschliche des Menschen über ihn ausgeschüttet hat, für den Menschen, der darin die drei Grundübel seiner irdischen Existenz sieht, keine Bedrohung mehr darstellen. Der Mensch, der dies für Übel Erklärte, als handle es sich um Launen der Natur, von sich fernhalten kann, ist der vom Menschsein erlöste Mensch. Kein Gott erlöst ihn. Er ist es selbst, der sich vom analogen Leben erlöst und den Sprung ins digitale Leben schafft.

Es gibt kein perfektes Mittel

Eine oft gelesene und gehörte Zielvorgabe während der Corona-Krise für das so bald wie möglich erhoffte Danach ist die »bessere Welt«. Das war auch immer wieder die Deutungsgrundlage für die Notwendigkeit einer gesellschaftlichen Revolution: Die »Verhältnisse« sind verbesserungsfähig und verbesserungsbedürftig. Selbst wenn das Wohl und Wehe des Menschen im Gang der Zeiten ein Auf und Ab war, so gab es doch durchgängig den linear ausgerichteten Pfeil in die Zukunft und mit ihm den, bei allen Rückschlägen und Ausbeulungen, im Ganzen unaufhaltsamen Fortschritt zum Besseren. Der technologische Fortschritt, der im Rahmen des Fortschritts der Zivilisation die immer besseren Mittel für sie bereitstellt, ist als wissenschaftlich-technischer Prozess stets auch ein zeitlicher. Für den Menschen ist Zeit nie nur etwas, das vergeht, sondern stets zugleich das, was etwas bringt. Zeit, wie sie der Entwicklung menschlicher Lebensbedingungen und Lebenswirklichkeit zugehört, hat, unbeschadet ihrer Quantitäten, ihre je eigene Qualität. Wer diesen Überlegungen zustimmend folgt, kommt zu der Ansicht, dass der Mensch in all seine Zukunft nicht damit aufhören wird, seine Lage auf dem Planeten Erde nach Möglichkeit zu verbessern. Nichts je zu einem Zeitpunkt Erreichtes ist perfekt, weil der Gang der Zeit als Entwicklungsgang nie an einen Punkt gelangt, der die absolute Vollkommenheit des Entwickelten und Vollendetheit der Entwicklung markiert. Doch diese Ansicht erfasst allein das Banale der Imperfektibilität der Mittel. Das leuchtet nicht nur jedem ein, das weiß auch jeder selbst, dass der Verfeinerung der Mittel und Steigerung ihrer Effiziens keine Grenzen gesetzt sind. Das Nobody is perfect ist fest im Nothing is perfect verankert. Selbst ein Fuchs versteht es noch, diesen Satz mit einem Seufzen auszusprechen, wenn er erst von einem anderen Planeten erfährt, dass es auf ihm keine Jäger gibt, dann aber hören muss, auch keine Hühner.[58] So besteht auch die Herausforderung für den aufklärenden Philosophen nicht in der schlichten Tatsache, dass technologischer Fortschritt als zeitlicher Prozess mit seiner Mittelbereitstellung in der Zeit zu keinem Abschluss kommt, sondern in etwas wirklich Gravierendem und längst nicht zureichend Bedachtem, falls überhaupt gedanklich Erfasstem, dass kein Zweck perfekt ist.

Es gibt keinen perfekten Zweck

Das Erdichten und Erdenken des *einen* Gottes durch schöpferischen religiösen Glauben und spekulative Philosophie hat eine Anthropologie erschaffen, die für menschliche Selbsterkenntnis von größter Bedeutung ist. In ihr erkennt sich der Mensch in seinem Sehnen und Suchen, Träumen und Hoffen, in seinen geistig-geistlichen Visionen. Vollkommenheit und Vollendung stehen im Blick, höchstes Gut und Optimum, Erfüllung und Endzweck. Zeigt erhellende Aufklärung den einen Gott als eine Höchstleistung dichterisch-denkerischer Selbstübersteigung des Menschen, dann wird die Einsicht unausweichlich, dass ein vom Menschen gesetzter theoretischer und praktischer Zweck nichts Perfektes sein kann. Wer den von den Tübinger Idealisten noch einmal so groß ins Spiel gebrachten Endzweck als idealistisches Machwerk erhellt, entzaubert die Welt, in der wir mit allen Kräften sinnlicher, geistiger, emotionaler und physischer Art leben, nicht, sondern entrümpelt sie. Ist es aber um den Endzweck geistig geschehen, dann stehen alle gesetzten Zwecke prinzipiell zur Disposition. Ein Optimum, das ohne Relativierungskautele behauptet wird, entlarvt den Behauptenden als geistlosen Schwärmer. Um das klar so zu sehen, muss sich einer nur an dem Gedanken der »besten aller möglichen Welten« versuchen. Voltaires *Candide* fragt sich, nach seinen entsetzlichen Erfahrungen in dieser Welt bestürzt, que sont donc les autres?[59] Das Problem ist hier: alle *möglichen* Welten. Setzen Kinder einen Geburtstagsgruß für ihre Mütter in die Zeitung, dann ist häufig zu lesen »der besten Mutter«, nie »der besten aller möglichen Mütter«. Sie wollen ja auch keinen Vergleich ihrer Mutter mit anderen Müttern durchführen, sondern allein ihrer Mutter, weil es die *ihre* ist, ein höchstes Prädikat geben. Der Versuch, gedanklich die beste aller möglichen Welten zu denken, ist von vornherein ein Fehlversuch. Es gibt kein Optimum. Alle Hochkulturen wissen das. Sie haben ein solches durchgängig übermenschlich und übernatürlich geortet. »Gut« als absolutes Prädikat hat seinen Ort ausschließlich in religiöser Dichtung, das heißt in der poetischen Entfaltung all dessen, was dem Menschen versagt ist. So ist es einzig richtig, Christus, einem Gott, das Wort in den Mund zu legen: »Gut ist nur Einer« (heis estin ho agathos).[60] Summum bonum? – da gibt es nur einen Gedanken: Das ist unmöglich, das gibt es nicht; das ist Gott. Platon argumentiert da für den erdachten Gott nicht anders. Ist Gott das Höchste Gut, dann ist die von ihm geschaffene Welt zuhöchst gut. Wie Gott bei aller Allmacht nicht lügen kann, weil er unmöglich lügen will (Augustinus), so kann er auch nichts Schlechtes schaffen. Die Welt, die Gott geschaffen hat, ist, unbesehen wie es auf ihr zugeht, die beste. Löst der erhellend Aufklärende die Welt, in der wir leben, aus ihrer divinen Verklärung, dann hat der Mensch seinen ganz eigenen Grund, sie unbesehen für die beste zu erklären, nicht für die beste aller möglichen, weil er das genau austariert hätte, sondern schlicht für die beste, und dies aus dem einzigen Grund, weil es seine Welt ist. Keine Sintflut, keine Corona-Pandemie kann die Selbstbejahung des Menschen in Frage stellen, die in der Bejahung des eigenen Lebens die Bejahung einschließt, die Erde zur Wohnstätte zu haben. Mit Vollkommenheit hat das nichts zu tun. Die perfekte Lebenswelt mag ein Tagtraum der Digitalisten sein, die den zivilisatorischen Fortschritt zu einer endlichen Größe machen, analog dem Gott der Genesis, der die beste Welt in sechs Tagen machte. Mit dem Menschen, der wir sind und bleiben, hat das nichts zu tun. Wir bleiben der Natur ausgesetzt und damit dem Zufall.

MENSCHLICHE
SELBSTBESTIMMUNG

Es gibt keinen Zweck an sich selbst

Corona-Zeiten geben dringend Anlass, philosophische Traditionen mit ihren das Menschenbild prägenden Ansichten neu zu überdenken und zu kritisieren. Die Zeit, die die Erfahrung unausweichlich macht, dass kein Mensch eine Monade, keine absolut für sich existierende Einheit ist, sondern ein geselliges Wesen, ein Wesen der Gemeinschaft und Gesellschaft, ein auf gelingende Lebensteilung angewiesenes Wesen, das den einen und anderen Menschen braucht, füreinander zu sein, stellt bis heute wirksame, in der Zeit philosophischer Aufklärung erdachte Grundsätze, den Menschen zu deuten und seiner Bestimmung zuzuführen, grundlegend in Frage. Zum Menschen gehört es, Hilfe zu brauchen. Er ist nicht autark. Genau das ist kein Manko, sondern eine Auszeichnung. Urbild des Aufeinanderangewiesenseins ist seine Zweiheit: Mann und Frau. Der Mensch ist für den Menschen da. Diese erste und unüberholbare Sinngebung menschlichen Lebens gilt vom Beginn des Lebens bis zu seinem Ende: Die Mutter stillt den Säugling, der Pfleger hilft dem Hilflosen. Es ist der Aufklärer Kant, der den philosophisch und menschlich nicht zu verantwortenden Gedanken aufgebracht hat, dass der Mensch, anders als die zweckdienlichen Sachen, Zweck an sich selbst ist. Er macht es sich bedenkenlos einfach, indem er vom Menschen als dem vernünftigen Wesen spricht, als sei der Mensch nichts als diese besondere Geisteskraft, und das auch noch in purer Form, ohne dass andere Kräfte wie emotionale sich, wenn sie tätig ist, zu ihr gesellten. Er braucht diesen Zweck-an-sich-selbst-Menschen, um seine absolute Moraltheorie formulieren zu können, die ebenso untauglich ist wie jener Selbstzweck inexistent. Wie nach ihm den Tübinger Gegenaufklärern, die mit Gottes Hilfe Vernünftiges und Wirkliches in Eins setzten, greift auch der Aufklärer für den Beweis des Unbeweisbaren zur Unmethode der petitio principii (begging the question), das zu Beweisende zur Grundlage des Beweises zu machen:

»Wenn aber aller Wert bedingt, mithin zufällig wäre, so könnte für die Vernunft überall kein oberstes praktisches Prinzip angetroffen werden«.[61] »Gesetzt aber, es gäbe etwas, *dessen Dasein an sich selbst* einen absoluten Wert hat, was, als *Zweck an sich selbst*, ein Grund bestimmter Gesetze sein könnte, so würde in ihm, und nur in ihm allein der Grund eines möglichen kategorischen Imperativs d. i. praktischen Gesetzes liegen.«[62] Dieses einzig und allgemein verbindliche Gesetz für alles moralische Handeln soll jedoch nicht bestimmen, wie ein Handelnder faktisch handeln muss, sondern wie er handeln wollen muss. Damit kann der Handelnde im Elfenbeinturm der reinen Vernunft bleiben. So hat er den Zweck an sich selbst und absoluten Wert auch sogleich zur Hand: »Nun sage ich: …«, und was er da sagt, ist in Anbetracht menschlichen Handelns das Unding schlechthin: Jedes vernünftige Wesen, mithin der Mensch, »*existiert* als Zweck an sich selbst«.[63] Gemeint ist: jedes rein vernünftige Wesen. Der Form nach ein großartiger Gedanke: Gibt es einen Zweck an sich selbst, dann gibt es ein einziges, absolut verbindliches Moralgesetz. Weil aber der für die Gegebenheit dieses praktischen Gesetzes bereitgestellte Grund in dem erdachterweise auf reine Vernunft reduzierten Menschen besteht, der nicht bewiesen wird, weil er nicht beweisbar ist, beruht das ganze, weltberühmte Moralargument Kants auf einer unhaltbaren These. Kant denkt und sagt hier, dass der Mensch nicht für den Menschen da ist, sondern der rein Vernünftige für die Vernunft. Sein »moralisches Gesetz in mir« ist nichts anderes als ein abstrakter Selbsterhaltungssatz der Vernunft. Mit dem lebenden und handelnden Menschen hat er unmöglich etwas zu tun. Wer um des Menschen willen handeln will, ist ihm zufolge amoralischer Gesinnung. Moralisch kann allein das »Handelnwollen« in seinem Sinne sein, das auf kein vernünftiges Tun aus ist, in dem sich Vernunft lebenspraktisch bewährt, sondern rein auf ein vernünftiges Handeln*wollen*. Das ist ein Handelnwollen um des Vernunftgesetzes willen.

Kants Moralphilosophie, die bis heute, bisweilen etwas abgewandelt, unter Philosophen und Philosophieinteressierten leitend ist, verdient es ganz besonders, angesichts der möglichen Neubesinnung des Menschen auf sich selbst in Corona-Zeiten, revidiert zu werden. Der Mensch als zueinander gewandtes und füreinander einstehendes Wesen hat im Vordergrund zu stehen, der hilfreiche und dienende Mensch. Bedeutet Demut, seiner Etymologie nach, von dienender Gesinnung zu sein, dann verliert das Wort alles, was an ihm mitunter an Bigotterie mitschwingen mag. Der Mensch in seiner einzigartig bewusst gelebten Zeitlichkeit und Sterblichkeit bewegt das Nachdenken, wenn ihm in seiner Menschlichkeit gedanklich nachgegangen werden soll, nicht aber in fundamentalistischen Vernunft- und Seinsprogrammen.

Es gibt keinen letzten Sinn

Es gibt einen, und nur einen, Sinngeber für den Menschen: den Menschen. Er braucht Sinn, um Absichten zu haben, theoretische wie praktische, klare Vorgaben für Zielsetzungen und Ausrichtungen der geistigen, sinnlichen und Bewegungskräfte. Wie aber Intentionalität natürlicherweise ihre Grenzen hat, so auch Sinngebung. Um eine Sinngebung scheint aber der Mensch unmöglich herumzukommen: um die Sinngebung seiner selbst, das heißt seiner Existenz, seines Lebens, ja, spricht ein Menschen für den Menschen, dann scheint auch das Menschengeschlecht, wie es Ergebnis der Evolution des Lebens ist, einen Sinn für seine Existenz zu brauchen. Das erste Buch der Bibel, die Genesis, diese frühe Selbstauslegung des Menschen, spricht sich klar über den Sinn des Menschen aus: Adam und Eva haben im Paradies den Auftrag, diesen Garten Eden zu pflegen. Da Gott ihnen trotz Verbot ihre Geschlechtlichkeit nicht vorenthalten konnte und dies offensichtlich auch gar nicht wollte, erteilte er dem Menschen, dem er die Herrschaft über alle Fauna und Flora übertrug, die Aufgabe, sich die Erde untertan zu machen und sich fortzuzeugen. Nach »Krone der Schöpfung«, die man dem Menschen gerne anträgt, sieht das nicht aus, aber einen Sinn der Existenz zeigt es sehr wohl auf: als sesshaft Gewordener über die ganze Erde als seinen Erbhof zu herrschen, der ihm Wohnstatt und Erzeuger aller nötigen Lebensmittel ist, und sich fortzuzeugen, um nicht nur das Leben zu erhalten, sondern auch die Erde mit seinesgleichen zu bevölkern.

Da von einem zeitlichen Limit nicht die Rede ist, es also »in alle Ewigkeit« so fortgehen könnte, wäre dem Menschsein in Gestalt des geschichtlich gewordenen Menschengeschlechts damit auch ein »letzter Sinn« gegeben!? Was sollte der Mensch Schöneres und Besseres, eben Sinnvolleres tun, als sich, auch wenn es die Sintflut gab und es die Pandemie des Jahres 2020 gibt, des Menschseins zu erfreuen? Doch das wäre die Rechnung ohne den Wirt, ohne die Erde, gemacht. Haben nicht Utopien das Wort, dann ist abzusehen, dass der Mensch nicht länger existiert als die Erde. Sie ist es, die mit ihrem Sonnentod die Endlichkeit des Menschen garantiert. Beharrt der Mensch darauf, von sinnvoller Existenz zu sein, dann kann er den einzelnen Menschen und das Menschengeschlecht nur in einen Sinn des Ganzen einbetten, in den Sinn des entstandenen, in fortwährender Umwandlung und Ausdehnung begriffenen Kosmos. Da aber niemand von einem solchen »Sinn« weiß und wissen kann, das »Walten« eines Endzwecks in »Allem« eine leere Spekulation ist, zeigt es sich angebracht, darüber nachzudenken, ob Sinnlosigkeit im Letzten dem Menschen weit besser ansteht.

Alle Absichten sind endlich. Auch ein heiliggesprochener Theologe, der über das Unendliche nachsinnt, tut das auf endliche Weise. Begreift er den Begriff der Unendlichkeit, dann ist es ein Begriff des endlichen Bewusstseins. Einen letzten Sinn zu *wissen* und auf ihn ausgerichtet zu sein, wäre der wahrer Horror. Es wäre für jeden Lebenden unerträglicher, als die Stunde und die Umstände seines Todes zu kennen, denn das wäre bei aller Lähmung des Lebens immerhin auch der Ausblick auf Ruhe und Frieden für immer. Ein Leben ohne Freiheit des Schaffens, ohne Offenheit der Zukunft, im Banne des zwingend im Voraus Festgelegten – die Trauben eines Letztsinnes mögen noch so süß sein, sie wären für den Menschen, der der Künstler seiner selbst ist, pures Gift. Krampfhaft wird gegenwärtig danach gesucht, der schrecklichen Corona-Pandemie diesen und jenen Sinn zum Guten abzugewinnen. Geschieht das nicht im Kleinen mit kleinem Lustgewinn, sondern dient das als Stütze für einen Gesamtsinn, dann ist das horrender Selbstbetrug. Der Mensch braucht Sinngebung *im* Leben und *für* das Leben, um sich selbst und das Leben ernst nehmen zu können und sich nicht nur zeitlebens nach Möglichkeit im Spaßhaben zu zerstreuen. Im Letzten aber braucht er die Sinnlosigkeit, sein Totsein, und dies eben auch als das selbst für sich selbst totale Vergessensein. Das ist ein tragendes Moment der Ruhe und des Friedens: nichts zu wissen, zuvörderst nichts von sich selbst. Wie man so nett sagt, dass man im Tode von dem im Leben angehäuften Gut »nichts mitnehmen« könne, so kann man in der Tat im Tode keinen möglichen Nachruhm »mitnehmen«, und würde man auf einem Heldenfriedhof begraben. Vielleicht lässt es sich sagen, dass der Mensch im Tode das Rätsel, das er sich selbst ist, wahrmacht, indem er es mit dem Siegel des »für immer« schmückt. Der einzelne Mensch und das Menschengeschlecht, die zu ihrem Glück ihr Woher und Wohin, Warum und Wozu als eine Geschichte der Sinngebung nicht zu entziffern vermögen, bewahren sich ihr Rätsel, dieses Nichtwissen um sich selbst, als ihren Schatz, der das Leben reich macht. Was borniere Wissenschaft nie begreifen wird, ist, dass menschliches Nichtwissen nicht weniger hoch, wenn nicht sogar höher als Wissenschaft einzuschätzen ist, weil es der Quellgrund allen Verklärens ist. Der Mensch kann ohne Aufklärung nicht leben, aber auch nicht ohne Verklärung. Für den erhellend Aufklärenden wird allein der Verklärende seinem Selbstauftrag gerecht, der weiß, dass er verklärt.

»Weiß« er, wenn er ein christlicher Verklärer ist, dass der letzte Sinn allen Menschseins ist, sich der Barmherzigkeit und Gnade Gottes zu übereignen, dann weiß er das nur dann zu Recht, wenn er der üblichen religiösen Realitätsfalle entgeht und weiß, dass Glauben jederzeit schaffender, selbstschöpferischer Glaube ist. Die finale Barmherzigkeit Gottes formiert sich als Hoffnungs- und Sehnsuchtsgedanke *im* Gläubigen, biblisch gesprochen: in seinem Herzen und nirgendwo anders. Die Stärke eines Glaubens besteht dementsprechend nicht darin, dass man sich für ihn auch foltern lässt, sondern dass man ihn als eigenes Mitschaffen erfahrt. Damit ist neu das Wunderbild menschlicher Hybridität gezeichnet: Der erhellend Aufgeklärte weiß um sein Nichtwissen, um sein Rätsel, und damit um die Realität letzter Sinnlosigkeit, mit der er ins Grab geht, während der Verklärende an der Poesie letzter Sinnhaftigkeit mitwirkt.

Die erste grundlegende Sinngebung für einen Menschen im Leben und für das Leben ist sein Erwartetsein und Gebrauchtsein. Wer zu einem jungen Menschen sagt: »Auf dich haben wir nicht gewartet; dich brauchen wir nicht«, hat gute Aussichten, ihn lebenspraktisch zu ruinieren. Gebraucht zu sein, ist für Lebensbejahung und Lebensvertrauen ein Zauberding: Wer lebensteilig gebraucht ist, lernt es auch, sich selbst zu brauchen: sein Leben, seine Fähigkeiten, die Erfolge seines Handelns: Er wird sich selbst notwendig und damit auch die, mit denen er das Leben teilt. Dieses Gebrauchtsein meint vor allem das Leben und die Werke des hellen Tags. Das ist die Zeit des Aufklärend-Aufgeklärtseins. Und das ist eben nicht alles, ist nicht das Ganze, das den Menschen ausmacht. Der Mensch arbeitet nicht nur im Leben für das Leben, sondern er feiert es auch. Das ist die Zeit der hellen und der dunklen Nacht, die Zeit der Geselligkeit und des Schlafs, die Zeit von Gespräch und Erzählung, Tanz und Gesang, die Zeit von Ruhen und Miteinanderschlafen. Die eminente, den Menschen auszeichnende Hybridität von Aufklärung und Verklärung wurzelt in der lebenspraktischen Differenz der Tageszeiten, in diesem vom Leben Gefordertsein und dem das Leben Feiern.

Natur und Technik im Spiegel menschlicher Hybridität

Die Natur ist gewalttätig-feindlich und einladend-freundlich. Um das eine und das andere zu sein, gehören zwei dazu: die Natur und der Mensch. Auch der Mensch hat gegenüber der Natur nicht nur eine Art, sich zu geben. Bietet die Natur dem Menschen zugängliche Metalle, dann beutet er die Minen, soweit es nur für ihn nützlich ist, aus. Bereits der Athener Miltiades (6./5. Jh. v. Chr.) besaß, vom Onkel geerbt, Erzgruben in Thrakien. Bietet die Natur dem Menschen einen schönen Anblick und Ausblick, dann wird sie zum Vorbild des Schönen und Lieblichen. Sappho (7./6. Jh. v. Chr.) sieht im Süßapfel (glyky malon) die Metapher für ein junges Mädchen: Vergaßen die Pflücker ihn? Nein, er hing zu hoch. Albert Schweizer (1875–1965), der Mediziner und Ideologe des Lebens, sah sich vor das Dilemma gestellt, Leben zu töten, um Leben zu ret-

ten, sind doch für den Menschen gefährliche Bakterien lebendige
Natur, nicht anders als die Stechmücken der Rheinauen. Es hätte
nicht der Installation eines Ethikrates bedurft, um klarzustellen,
dass in der Corona-Krise nicht Menschenleben gegen Menschenleben abzuwägen ist, um zu bewerten, welches eher würdig ist,
therapiert zu werden, so wohl auch nicht, um Ideologen des Lebens klarzumachen, dass auch nur der leiseste Gedanke, Bakterien und Menschen gegeneinander abzuwägen und Bedauern zu
zeigen, dass ein reifes Coronavirus in seinem lebendigen Wirken
gehemmt wird, eine schlechte Farce ist.

Der Mensch als Bewohner der Erde hat den stärksten Berüh-
rungspunkt mit der Natur darin, dass jede von ihm geschaffene
Wohnstatt auf der Erde gründet, ihre Gegend und Umgebung hat,
ja ob als Einzelbau oder dörflicher und städtischer Bau in einer
Landschaft liegt. Das gibt in Hochkulturen und wohlhabenden
Gesellschaften die Gelegenheit, dass schöne Landschaften und
schöne Architektur zur schönsten Entsprechung finden. Andrea
Palladio, der große italienische Baumeister des 16. Jahrhunderts,
hat bei allen seinen Bauten im Veneto diese Entsprechung herzu-
stellen gesucht. Zur »La Rotonda« genannten, bei Vicenza gelege-
nen Villa schreibt er 1570:

> Die Lage gehört zu den anmutigsten und erfreulichsten, die man
> finden kann. Das Haus liegt auf einem leicht zu besteigenden
> Hügel, der auf der einen Seite vom Bacchiglione, einem schiff-
> baren Fluß, begrenzt wird und auf der anderen Seite von weiteren
> lieblichen Hügeln umgeben ist, die wie ein großes Theater wir-
> ken.[64]

Die gern gebrauchten Prädikate anmutig und lieblich für die einer
Landschaft zugehörige Natur genügen, um zu verstehen, dass die
in Rede stehenden zwei Naturen der Natur genauer die des Menschen sind, dem Natur begegnet. Eine lieblich anzusehende Landschaft kann von Sümpfen durchzogen sein. Ein lieblich aussehen-
des Maiglöckchen wirkte gegessen als Gift. Die Frucht vom Baum
der Erkenntnis des Guten und Bösen war lieblich (areston) anzusehen und war doch dem Menschen das Urböse (malum ist das Wort
für Böses und Apfel, im Paradies aber gab es keinen Apfelbaum).

Ein Sumpf kann den Menschen am Weitergehen hindern und ist meist Brutstätte von für Menschen lästige Insekten. Ein Maiglöckchen ist wirklich giftig. Die dem Menschen verbotene Paradiesfrucht des Genesismythos jedoch ist ein Produkt menschlicher Selbstverklärung. Damit ist die Spur gelegt zur erhellenden Aufklärung, die entdeckt, dass jede Anwendung des Wortes lieblich auf den Menschen begegnende Natur eine Verklärung der Natur ist. »Schön ist, Mutter Natur, deiner Erfindungen Pracht.«[65] Nicht anders als das Wort lieblich spricht schön wissenschaftlich nichts Objektivierbares an. Die menschliche Empfindung hat das Wort. Die Deutung als Mutter tut ein Übriges, die Natur für das sich dem Menschen Darbietende, ja für ihn Sorgende zu nehmen. Die feindliche Natur, mit der es der Mensch um seines Überlebens und seines guten Lebens willen aufnehmen muss, fordert ihn dagegen nicht zur Poetisierung heraus, sondern zu wirksamen Gegenmaßnahmen. Das Coronavirus, das den Menschen infiziert, tut, naturwissenschaftlich beurteilt, nur das Nützlichste: Es nimmt eine Möglichkeit zur Vermehrung wahr. Weil das einen Prozess einleitet, der für den Gastgeber tödliche Folgen haben kann, ist der Mensch gefordert, alles zu tun, damit es erst gar nicht zu einer Infektion kommt, und wenn sie erfolgt ist, alles zu tun, den Prozess nicht zum Äußersten kommen zu lassen. Da hilft kein Hassen, Verabscheuen und Dreinschlagen, sondern allein wissenschaftlich-technische Sorgfalt des erkennenden und herstellenden Handelns. Sieht der Verklärende in der Technik so gut wie durchweg ein Werkzeug zur Verunstaltung und Zerstörung der Natur, so wünscht er sich jetzt, medizinisches Wissen und medizinische Technik würden mit größtmöglicher Zerstörungskraft auf das Virus mit seinem Vermehrungspotential losgehen. Auch die zwei Naturen wissenschaftlich-technischen Wirkens haben ihre Differenz allein durch den Menschen: durch das Wie des auf ihn Wirkens. Ein Kunsthistoriker empfiehlt, im Südwesten Frankreichs ja nicht die Brücke über den Viaur zu versäumen, die ein Schüler Gustave Eiffels konstruiert hat, während der Braunkohlentagebau, der aus tausendjährigen Dörfern inmitten von Landschaft neue Wüsten schafft, die Menschen entzweit in industrielle Nutznießer und lebenspraktisch Betroffene.

Die je zwei Naturen von Natur und Technik spiegeln die Hybridität des Menschen, der Verklärung und der Aufklärung zu bedürfen. Menschliche Gesellschaften aller Kulturen haben ihre Künstler und Wissenschaftler. Jeder Mensch bedarf nicht nur der Verklärung und Aufklärung, sondern hat auch in sich selbst das Potential zum Künstler und Wissenschaftler, um an dem was sie schaffen, mitzuwirken. In keinem Menschen schließen sich Romantiker und Pragmatiker, Überschwang des Empfindens und kühle Weltläufigkeit aus. Deswegen befinden sich die Ideologen und Phantasten auf einem Irrweg, die die Zukunft des Menschen in der Technik sehen, in der Selbstinstrumentalisierung des Menschen als Datensammler und Datenverwerter. Das ist kein geringerer Irrweg als der, den in der Realitätsfalle befindliche Denk- und Glaubenskünstler mit dem ganz anderen »neuen Menschen« auf einer ganz anderen »neuen Erde« im Sinn haben. Das hängt auch damit zusammen, dass die Härte des Lebens und die Feier des Lebens ein fruchtbares Ganzes bilden.

Natur kennt kein Erbarmen

Geschwister retten einen Maikäfer von der Straße ins Haus. Dann lassen sie ihn wieder frei. Eine Amsel schnappt ihn im Vorbeiflug. Christen zünden auf der Place de Vieux Marché den Scheiterhaufen an, auf dem bei lebendigem Leibe Jeanne d'Arc steht. Die Feuerflammen halten sich nicht zurück, kennen kein Erbarmen, tun willenlos das gewünschte Werk. Menschen kennen Erbarmen. Ihr schöpferischer Glaube hat es in ihrem Christengott gefeiert. Ihn gläubig nachahmend, haben sie Erbarmen auch für sich selbst zu üben gelernt. Zum Glück aber ist der Mensch davor bewahrt, dass das Dasein des Menschen für den Menschen auf eine religiöse Option reduziert wäre. Das liegt an den menschlichen *Bedürfnissen*, aus denen eines als *menschliches* herausragt: das Bedürfnis nach Lebensteilung.[66] Spricht Marx allein vom »Verhältnis des *Mannes* zum *Weibe*«, anstatt das menschliche Geschlechtsverhältnis gleicherweise als das von Mann zu Frau und von Frau zu Mann zu benennen, so ist er doch wegweisend in der Sache, wenn er, vom

Begriff der traditionellen Wesensphilosophie Gebrauch machend, beim Geschlechterverhältnis darauf sieht, inwieweit in ihm »dem Menschen das menschliche Wesen zur Natur oder die Natur zum menschlichen Wesen des Menschen geworden ist«.

Wie auch immer der Mensch seine Geschlechtlichkeit lebt, solange er Mann und Frau ist, ist er Natur. Damit aber hält sich beim Menschen die Option offen, als Natur nicht vollends *menschlicher* Natur zu sein, die durch das Bedürfnis nach Lebensteilung geprägt ist. Tierschützer, die Metzgern in die Knie schießen zur Strafe dafür, dass sie aus Tieren menschliche Lebensmittel machen, versehen sich daran, dass der Festbraten als Zeichen des Fleisch essenden, nicht fressenden Menschen ein Zeichen gesunder Natur ist. Etwas ganz anderes ist es, in der nicht vollends humanisierten menschlichen Natur das Potential zu erkennen, dass der Mensch als Natur ohne Erbarmen sein kann, ohne Erbarmen gegenüber Menschen. »I can't breathe« haucht ein Mensch mit letzter Kraft im Juni 2020 seinem von einem demokratisch regierten Staat bezahlten menschlichen Peiniger zu. Der ist ungerührt, was zum Tode führt, zum sichtbaren Erfolg der Erbarmungslosigkeit.

Der Mensch verwandelt Natur in Gärten, domestiziert Tiere, aber seine Selbsthumanisierung hat bleibende Grenzen. Die Erziehung zur Tugendhaftigkeit, moralische Gesetzgebung, politische Gesetzgebung – nein, Regeln, die nicht in gelingend gelebter Lebensteilung als Lebensregeln selber geschaffen sind und zur Bewährung kommen, Regeln als Norm und Doktrin taugen nicht dazu, das herausragend *menschliche* Bedürfnis in einem Selbst zu erwecken. Das vermag nur das Leben selbst. Die Gebote, die der Gott des Alten Testaments den Menschen seines Volks verkündet, sind zum wichtigen Teil Lebensregeln, die der Mensch sich im gelingenden Miteinander aus eigener Erfahrung gegeben hat: »Ehre deinen Vater deine Mutter«, »Du sollst nicht ehebrechen«, »Du sollst nicht morden«, »Du sollst nicht falsches Zeugnis reden wider deinen Nächsten«.[67] Die gemeinsamen Erfahrungen des Gelingens sind es auch, die sich in dem einen und anderen als Gewissen sedimentieren, das, wie das griechische Wort syneidésis zu verstehen gibt, ein Mitwissen ist. Das herausragend *menschliche* Wissen ist nicht das wissenschaftliche, ist nicht das vermeintlich durch ein, und nur ein Selbst gebildete Selbstbewusstsein, sondern ist das wache Bewusstsein, gemeinschaftlich und gesellschaftlich mit Anderen zu leben und zu handeln. Dieses Bewusstsein fängt an sich zu bilden, bildlich gesprochen, »mit der Muttermilch«, und endet nicht eher, als bis ein Mensch, bildlich gesprochen, »seinen Geist aufgibt«. Die aufblühende Hilfsbereitschaft in Corona-Zeiten ist nichts anderes als die praktische Gestalt eben dieses Bewusstseins.

Dass der Mensch um praktische Situationen weiß, in denen er geradezu mit Notwendigkeit kein Erbarmen kennt, kein Gewissen zu aktivieren hat, zeigt er nirgendwo besser als durch seinen geglaubten Gott, diese Fundgrube vom Menschen verantworteter diviner Anthropologie. Der Gott des Alten Testaments, Jahwe, gibt seinem Volk das Land Kanaan, es als das ihnen eigene zu besiedeln. Dazu ist es nötig, dass sein Volk sieben Völker, die dort siedeln, vertreibt und vernichtet. Obwohl jedes dieser Völker für sich stärker ist als das des Gottes, verspricht er seinem Volk, dass es mit seiner Hilfe seinem Vernichtungsgeheiß nachkommen könne. Gewalttätige Landnahme, das ist ein historischer Topos. Sie nicht auf Befehl eines Volksführers zu versuchen, sondern ihrer, weil gottbefohlen, sicher zu sein, ist eine großartige Verklärung menschlicher Gewalt gegen Menschen, die das Gewissen entlastet. In diesem Falle geht die Selbstverklärung so weit, dass sie den einfachen Grund dieser Gewalttat verklärt: Im fünften Buch der Tora (7,8) wandelt sich tatsächlich kollektive Eigenliebe in Gottesliebe (LXX: agapan). Das fabula docet ist höchst realistisch: Fordert die praktische Situation mit aller Macht die Wahrnehmung des Eigennutzes, dann ist das die Stunde, in der der Mensch sich das Recht erwirbt, kein Erbarmen gegenüber signifikant Anderen zu kennen.

Der Mensch ist zeitlebens immer auch Natur, nie reiner Geist, weder im Sinne von Kants reiner Vernunft noch im Sinne des rein Pneumatischen, das die Glaubenslehre des Paulus beherrscht. Der Mensch, der nicht nur schaut und hort, ißt und trinkt, singt und liebt, sondern auch kränkelt und altert, sich verzankt und verfeindet, ist schon immer der, der mit Bakterien und Viren lebt. Das Coronavirus, das im Sommer 2020 noch keine Zeichen von sich gibt, dass es auf dem Wege sei, sich zu verabschieden, erinnert mächtig an die Agonalität des Lebens. In diesem Falle ist es kein Verweis auf die agathê eris, den guten Streit, wie ihn Hesiod in der menschlichen Konkurrenz sieht, im Sichmessen miteinander, sondern ein böser: Das Virus tritt auf als ein Feind seines Lebens. Es kritisiert nicht seine Eigenart, sein Weltverhalten im Ganzen, sondern allenfalls die geübte Hygiene und weiteres dieser Art. Es geht ihm schlicht ans Leben, ohne Erbarmen, und dies, wie gesagt, um sich selbst zu vermehren. Seine Natur ist der des Menschen verwandt, die für dieses Virus anfällig ist. Ob es noch ein Virus Sars 3 und Sars 4 geben wird, ist dem Virus Sars 2 nicht zu entnehmen. Es ist kein Selbst, das um sich wissen könnte. Es agiert unmittelbar als die Natur, die es durch Zufall ist.

DIE EINMALIGKEIT
DES MENSCHEN

JEDER MENSCH IST EINMALIG, jedes Leben; jeder Tag und jede Stunde sind einmalig. Doch die Einmaligkeit des Menschen hat für den Nachdenklichen eine andere Dimension. Die gerade vergangene Stunde kommt nicht wieder. Ein gelebtes Leben, das sein Ende gefunden hat, mag unter Lebenden nachwirken. Wie sich einmalige Stunden durch ihre Einmaligkeit unterscheiden, so auch einmalige Leben. Die Einmaligkeit verdankt sich nicht allein dem Gang der Zeit als Tageszeit, Jahreszeit und Lebenszeit, sondern mehr noch Gestaltungsprozessen, die die des menschlichen Selbst sind, das Zeit und Zeiten und sein Leben lebt. Einmaligkeit zeichnet Spuren in das Gedächtnis der Welt, das ein fruchtbares Werk der Denkkunst ist gleich dem Buch des Lebens, das ein fruchtbares Werk der christlichen Glaubenskunst ist. Kein in seiner Einmaligkeit gestaltetes Leben geht verloren, wird vergessen. Diese Kunstwerke haben Sinn für den Menschen, der sich fortzeugt, nicht aber für die Zeit, wenn es mit dem Menschen im Ganzen vorbei ist, wenn es nicht einmal mehr Jemanden gibt, der ihm ein »Es war einmal« nachsagen kann.

Der Mensch, der Erfinder von Zahl und Zählen, weiß um die Zahl der Jahre, die seit der Entstehung der Welt vergangen sind; er weiß auch um die Zahl der Lichtjahre, die ihre Ausdehnung misst. Beides ist, wie er es sich in Wahrheit selbst sagt, für ihn unvorstellbar, weil dysproportional zur eigenen gelebten Zeitlichkeit und Räumlichkeit. Damit aber beginnt auch schon das Wissen des Menschen um seine Einmaligkeit: Es hat einmal den Menschen nicht gegeben und es wird ihn einmal nicht mehr geben. Der Mensch hat kein Zeit- und kein Raummaß zur Verfügung, um sich verständlich sagen zu können, wie kurz und wie eng seine Existenz bemessen war. Selbst wenn wir den vorgeschichtlichen Auftritt des menschlichen Menschen auf mehr als hunderttausend Jahre zurückdatieren und seinen räumlichen Ausgriff auf weiter als bis zum Mars abschätzen sollten, so wäre in Anbetracht der Unermesslichkeit der Zeitlichkeit und Räumlichkeit des Kosmos seine Zugehörigkeit zum Kosmos eine kaum bemerkbare, wenn nicht unbemerkbare Größe. Die unvorstellbare Größe des Einmaligen macht die eigene Einmaligkeit zu einem Nichts.

Spekulationen über hochentwickeltes Leben in der Milchstraße, dem des modernen homo sapiens vergleichbar, sind müßig. Wir brauchen keine Brüder im All. Wir brauchen sie nicht darum nicht, weil es für uns gar keine Möglichkeit gibt, sie zu brauchen, sondern weil sie uns bei unserer Einmaligkeit zu nichts nütze wären. Als Menschen sind wir uns selbst genug. Aliens sind gut für die Comicseite und Unterhaltung im Kino.

Wie es Leben nur um den Preis des Todes gibt, so Einmaligkeit allein um eben diese Einmaligkeit: einmal, und nur einmal, durch Zufall seine Zeit zu haben und mit Notwendigkeit einmal seine Zeit gehabt zu haben. Diese Einmaligkeit, recht bedacht, gibt zu verstehen, dass es für den Menschen kein größeres Wunder gibt und geben kann als sein Menschsein. Gibt es den Menschen nicht mehr, dann gibt es nichts und niemanden mehr, sich des Menschen zu erinnern. Spätestens mit dem Sonnentod der Erde ist es so weit, dass jede Spur vom Menschen im Kosmos getilgt ist. Kein Tempel bleibt erhalten und kein Gedicht, keine mathematische Gleichung, keine Wohltat und keine Untat, weder ein Auge noch eine Hand.

Hat der Philosoph, der den Menschen erhellend über seine Einmaligkeit aufzuklären sucht, auch Ratschläge parat, wie er am besten seiner Einmaligkeit gerecht wird? Ja, wie ist am besten mit einem Wunder umzugehen, das das Wunder des eigenen Seins ist? Da kann es nur eine Antwort geben: das Wunder des Menschseins zu feiern, was unmittelbar zur Frage führt, wie ein Wunder, zumal das Wunder seiner selbst, zu feiern ist. Nun ist der Mensch einmalig, weil er leibhaft-lebendige Natur ist. Zum Wunder seines Menschseins gehört das Wunder seiner Einmaligkeit. Damit gehört es aber zur Feier des Menschseins, auch den Preis, der für das Wunder des Menschseins zu entrichten ist, auch seine Einmaligkeit zu feiern, das meint die Endlichkeit des Menschengeschlechts. Ist schon das Leben zu feiern, nicht obwohl, sondern weil es endlich ist, so gilt das auch für die Einmaligkeit des Menschen. Sie ist nicht zu feiern, obwohl sie die Endlichkeit des Menschengeschlechts einschließt, sondern weil sie es tut. Wie sollte denn sonst die Einmaligkeit zu feiern sein?

Jede Feier ist eine Feier der Zeitlichkeit: die dem menschlichen Sein und Leben gegebene Zeit im schöpferischen Zugriff für ein Geschenk zu nehmen. Jeder Tag des Lebens und jeder Moment des Seins ist zur Feier Freigegebenes. Das beginnt damit, jeden Tag und jeden Moment, so weit es die Wachheit erlaubt, zu bejahen und als das Wunder wahrzunehmen, das es ist: als das Wunder, das eigene Leben und die eigene Existenz zu gestalten. Das Auftreten des Coronavirus bedroht nicht die Existenz des Menschengeschlechts. Es ist ein Moment menschlicher Zeitlichkeit, die der praktischen Selbstbejahung des Menschen keinen Abbruch tut, im Gegenteil. Das einander Helfen und das Sichhelfenlassen, das Pflegen und Therapieren, das Gesunden und Sterben geben den Tagen und Momenten einen eigenen Ernst und eine eigene Würde. Das Glück, Mensch zu sein in seiner Einmaligkeit, wird durch gesellige Glückseligkeit nicht ausgelotet. Es ist ein Glück, das den Ernst nicht scheut, ja ihn braucht, um das Wunder, das in ihm liegt, als das Rätsel zu erfassen, das der Mensch sich selbst ist. Werden die Corona-Zeiten von nicht wenigen Menschen in vielfacher Hinsicht als ernste Zeiten erfahren, dann liegt darin die Chance, nicht nur eine eigene Not vor Augen zu haben, sondern auch auf das Wunder aufmerksam zu werden, das das Menschsein ist. Die Anstrengungen, der Bedrohung durch die Corona-Pandemie Herr zu werden, gelten keiner Ewigkeit und Unsterblichkeit, sondern der schöpferischen, ja feierlichen Gestaltung der eigenen Endlichkeit.

ANMERKUNGEN

[1] Rainer Marten, *Endlichkeit. Zum Drama von Tod und Leben*, Freiburg i. Br. 2013.

[2] Joseph Schumpeter, *Theorie der wirtschaftlichen Entwicklung* (1911/ 1926), 8. Aufl., Berlin 1993, 366.

[3] Quelle: Süddeutsche Zeitung vom 9. Mai 2020, S. 8 (Annette Zoch).

[4] Rainer Marten, *Maßlosigkeit. Zur Notwendigkeit des Unnötigen*, 2. Aufl., Freiburg i. Br. 2014.

[5] Aristoteles, De insomniis, 460a.

[6] Aristoteles, Große Ethik, II, 15, 1213a21.

[7] 1 Mose 6,5. Übers. *Bibel in gerechter Sprache*, 3. Aufl., Gütersloh 2007.

[8] 1 Mose 8,21. Eigene Übers.

[9] Rainer Marten, *Radikalität des Geistes. Heidegger – Paulus – Proust*, Freiburg i. Br. 2012, S. 205 et alibi.

[10] Ingemar Düring, *Aristoteles. Darstellung und Interpretation seines Denkens*, Heidelberg 1966, S. 402. Siehe Aristoteles, Protreptikos, in: *Aristotelis Fragmenta selecta* (W. D. Ross), Oxford 1955, S. 42.

[11] Aristoteles, Metaphysik, alpha elatton 993a30.

[12] Das reine Dass ohne Was, das Metaphysiker von Platon bis Heidegger erdenken, bei Schelling das »bloß Existirende« bzw. »Existirende selbst«, verlangt von der Vernunft, die es setzt, »in diesem Setzen außer sich gesetzt, absolut ekstatisch (zu sein)«. *Schellings Werke* (Manfred Schröter), 6. Ergänzungsband, München 1954, S. 162 f.

[13] Siehe Rainer Marten, Fragen an Platon, in: K. Döring und W. Kullmann (Hgg.), *Studia Platonica*, Amsterdam 1974, S. 275–301.

[14] Martin Heidegger, *Beiträge*, GA Bd. 65, S. 358.

[15] Martin Heidegger, *Grundfragen der Philosophie*, GA Bd. 45, S. 211.

[16] Rainer Marten, *Der menschliche Mensch. Abschied vom utopischen Denken*, Paderborn 1988. Um ein Nachwort erweiterte Neuausgabe, Freiburg/München 2018.

[17] Dschuang Dsi, *Das wahre Buch vom südlichen Blütenland* (übers. u. erl. von Richard Wilhelm), Köln 2011 (1. Aufl. 1912), S. 107 f. et

alibi. Zu diesem Grundbuch des Daoismus siehe Rainer Marten, *Lob der Zweiheit. Ein philosophisches Wagnis*, Freiburg/München 2017, S. 65–90.

[18] Jens Halfwassen, Die Unverwüstlichkeit der Metaphysik, in: *Philosophische Rundschau* 57 (2010), S. 97–124.

[19] GA Bd. 94, S. 21; 40.

[20] Martin Heidegger, *Der Begriff der Zeit* (1924), S. 27.

[21] GA, Bd. 97, S. 265.

[22] Siehe ebd., S. 379.

[23] Martin Heidegger, *Sein und Zeit*, S. 276.

[24] Rainer Marten, Lob der Zweiheit (wie Anm. 17), S. 11–47.

[25] Siehe Rainer Marten, »›Selbstprädikation‹ bei Platon«, in *Kant-Studien* 58 (1967), S. 209–226.

[26] GA Bd. 94, 252.

[27] Ebd., 263.

[28] Ebd., 171.

[29] GA Bd. 56/57, S. 16.

[30] Ebd., S. 63.

[31] Martin Heidegger, »Zeit und Sein«, in: ders., *Zur Sache des Denkens*, Tübingen 1969, S. 24.

[32] Martin Heidegger, Aus einem Gespräch von der Sprache. Zwischen einem Japaner und einem Fragenden (1953/54), in: ders., *Unterwegs zur Sprache*, Pfullingen 1959, S. 122.

[33] 1 Mose 7,21.

[34] 1 Mose 9,11.

[35] Hosea 11,9.

[36] Hiob 32,12 nach Luther. Die Zürcher Bibel (Zwingli) übersetzt, ebenfalls komparativisch, »größer als der Mensch«.

[37] Matthäus 19,17.

[38] 5 Mose 32,35. Luthers Originalübersetzung.

[39] Dazu Rainer Marten, Die Deutung des gelingenden Lebens als des maßgeblichen Humanum, in: Klaus Baumann (Hg.), *Theologie der Caritas. Grundlagen und Perspektiven für eine Theologie, die dem Menschen dient. Festschrift für Heinrich Pompey aus Anlass seines 80. Geburtstages*, Würzburg 2017, S. 29–42.

[40] 5 Mose 32,4.

[41] Jesaja 12,2.

[42] Philipperbrief 2,10.

[43] Apostelgeschichte 1,9.

[44] Matthäus 17,5; Markus und Lukas nur »Wolke«, im Lukas-Evangelium geraten die Jünger *in* die Wolke und vernehmen *aus* ihr eine Stimme.

[45] Markus 6 und 8.

[46] Markus 8,17.

[47] In Feuilletons wurde sie zur Jeanne d'Arc im Kampf gegen den Klimawandel.

[48] BZ vom 23. März 2020.

[49] Dante, *Vita nuova/Das neue Leben*, Frankfurt am Main 1964, S. 6–11.

[50] Euripides, Ion 153.

[51] Sophokles, Antigone vv. 532–564.

[52] In Dodona als die Allmutter verehrt, die sich von Zeus befruchten lässt.

[53] Siehe zu Silicon Valley Rainer Marten, *Mein Zeitgeist. Philosophieren vor dem Ende des Lebens*, Freiburg/München 2021.

[54] Karl Barth, *Der Römerbrief* (Erste Fassung) 1919, Zürich 1985, S. 183.

[55] Josua 10,12.

[56] Karl Barth, Der Römerbrief (wie Anm. 54), S. 297. Dazu Rainer Marten, Endlichkeit (wie Anm. 1), S. 69 (62–67).

[57] Platon, Nomoi 716c.

[58] Antoine de Saint-Exupéry, *Le Petit Prince*, Paris 1946, S. 68: »Rien n'est parfait, soupira le renard.«

[59] VI. Kapitel.

[60] Matthäus 19,17.

[61] Immanuel Kant, Grundlegung zur Metaphysik der Sitten, *Kants Werke. Akademie-Textausgabe*, Bd. IV, Berlin 1968, S. 428.

[62] Ebd.

[63] Ebd.

[64] Michelangelo Muraro, *Die Villen des Veneto*, 2. Aufl. München 1987 (it. Orig.: *Civiltà delle ville venete*, Udine 1986), S. 282.

[65] Klopstock, Der Zürichsee (1750), erster Vers.

[66] Siehe Siegfried Landshut (Hg.), *Karl Marx. Die Frühschriften*, Stuttgart 1955, S. 235.

[67] 2 Mose 20, 12–16.

PERSONENREGISTER

Arendt, Hannah 43
Aristoteles 25 ff., 38, 40, 43, *107*
Barth, Karl 81, *109*
Beckmann, Max 44
Constant, Benjamin 75
d'Arc, Jeanne 97, *109*
Dante Alighieri 74 f., *109*
Düring, Ingmar *107*
Eiffel, Gustave 96
Euripides *109*
Franke, Günther 44
Fromentin, Eugène 75
Grünewald, Matthias 62
Haftmann, Werner 44
Halfwassen, Jens *108*
Heidegger, Martin 36-40, 42 ff., 46–53, *107 f.*
Henrich, Dieter 47
Hesiod 68
Hitler, Adolf 60
Hoche, Alfred 17
Kant, Immanuel 25, 35, 37 f., 49, 54, 75, 89 f., 99, *109*
Klopstock, Friedrich Gottlieb *109*
Lao Zi 36
Locke, John 38
Macron, Emmanuel 18
Marx, Karl 97

Maupassant, Guy de 75
Miltiades 94
Muraro, Michelangelo *109*
Nay, Wilhelm 44
Palladio, Andrea 69, 95
Papst Franziskus 20
Paulus 40, 99
Platon 11, 37, 40 ff., 48 ff., 60, 75, 86, *107 ff.*
Plotin 48 f.
Proust, Marcel 27, 35, 75
Racine, Jean 35
Ranke, Leopold von 55 f.
Saint-Exupéry, Antoine de *109*
Sappho 94
Schelling, Friedrich Wilhelm Joseph 40, *107*
Schumpeter, Joseph 18, *107*
Schweitzer, Albert 94
Shankara, Adi 48
Sophokles *109*
Stendhal (Marie-Henri Beyle) 75
Thales 69
Thukydides 17
Thunberg, Greta 66
Voltaire (François-Marie Arouet) 85
Zhuang Zi 36 f., 46 ff.

Rupert Read | Samuel Alexander

Diese Zivilisation ist gescheitert

Gespräche über die Klimakrise

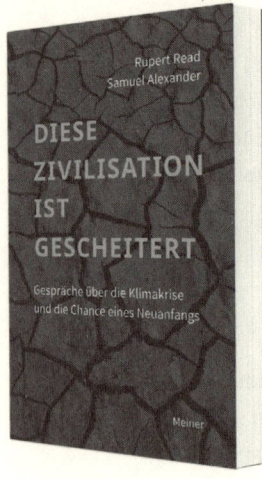

Wie damit umgehen, dass sich die pessimistischsten Szenarien angesichts des Nichthandelns der industrialisierten Menschheit in der Klimakrise als realistisch zu erweisen beginnen? Ein Philosoph und ein Umweltwissenschaftler sprechen in diesem Buch über technologische Illusionen, zivilen Ungehorsam und die gesellschaftlichen Chancen, die die Krise trotz allem eröffnet.

2020. Mit einem Nachwort von Helena Norberg-Hodge. Aus dem Englischen übersetzt von Marcel Simon-Gadhof. 134 Seiten
ISBN 978-3-7873-3802-3
Kartoniert € 14,90
(auch als eBook erhältlich)

»Rupert Reads Klima-Dialoge sind erfrischend radikal und willensstark.«

Der Freitag 32/20, Bernhard Malkmus

»Hat da ein Alarmist Sehnsucht nach dem Untergang? Nein, Rupert Read hält es mit Wittgenstein: Gedankliche Klarheit hat einen therapeutischen, einen befreienden Effekt. Wer sich nichts vormacht, wer ›das Verhängnis, das uns umgibt‹, nicht leugnet, wird handlungsfähig. Es ist fünf Minuten nach zwölf – aber es ist noch Zeit, Richtiges zu tun.«

Uwe Justus Wenzel, Die Zeit

meiner.de